女人必懂的

子宮
女性荷爾蒙
正確知識

宋美玄——監修
蔡婷朱——譯

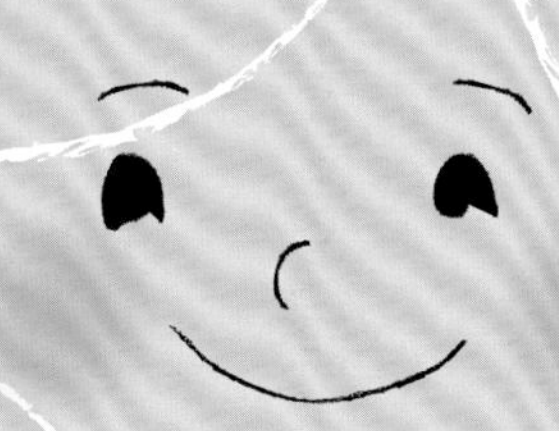

図解ただしく知っておきたい
子宮と女性ホルモン
最新知識とセルフケアで
更年期を楽に過ごす!

一直在妳我體內的器官

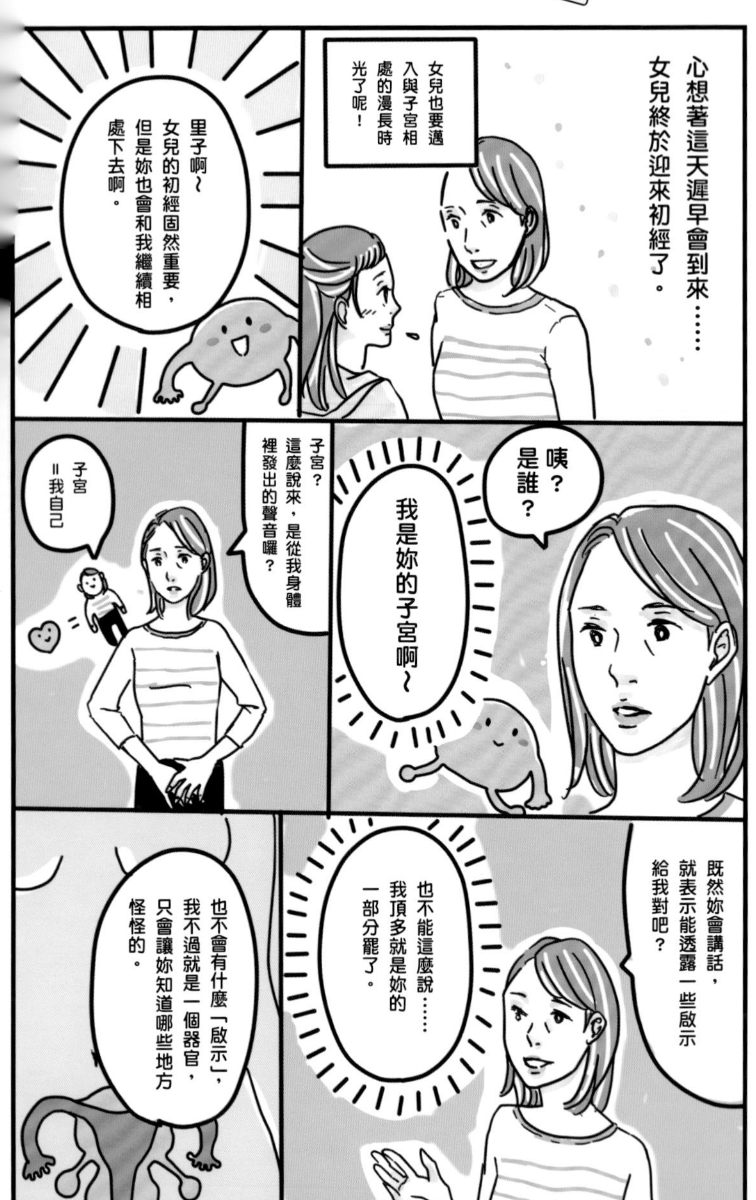

心想著這天遲早會到來……女兒終於迎來初經了。
女兒也要邁入與子宮相處的漫長時光了呢！
里子啊～女兒的初經固然重要，但是妳也會和我繼續相處下去啊。
咦？是誰？
我是妳的子宮啊～
子宮？這麼說來，是從我身體裡發出的聲音囉？
子宮＝我自己
既然妳會講話，就表示能透露一些啟示給我對吧？
也不能這麼說……我頂多就是妳的一部分罷了。
也不會有什麼「啟示」，我不過就是一個器官，只會讓妳知道哪些地方怪怪的。

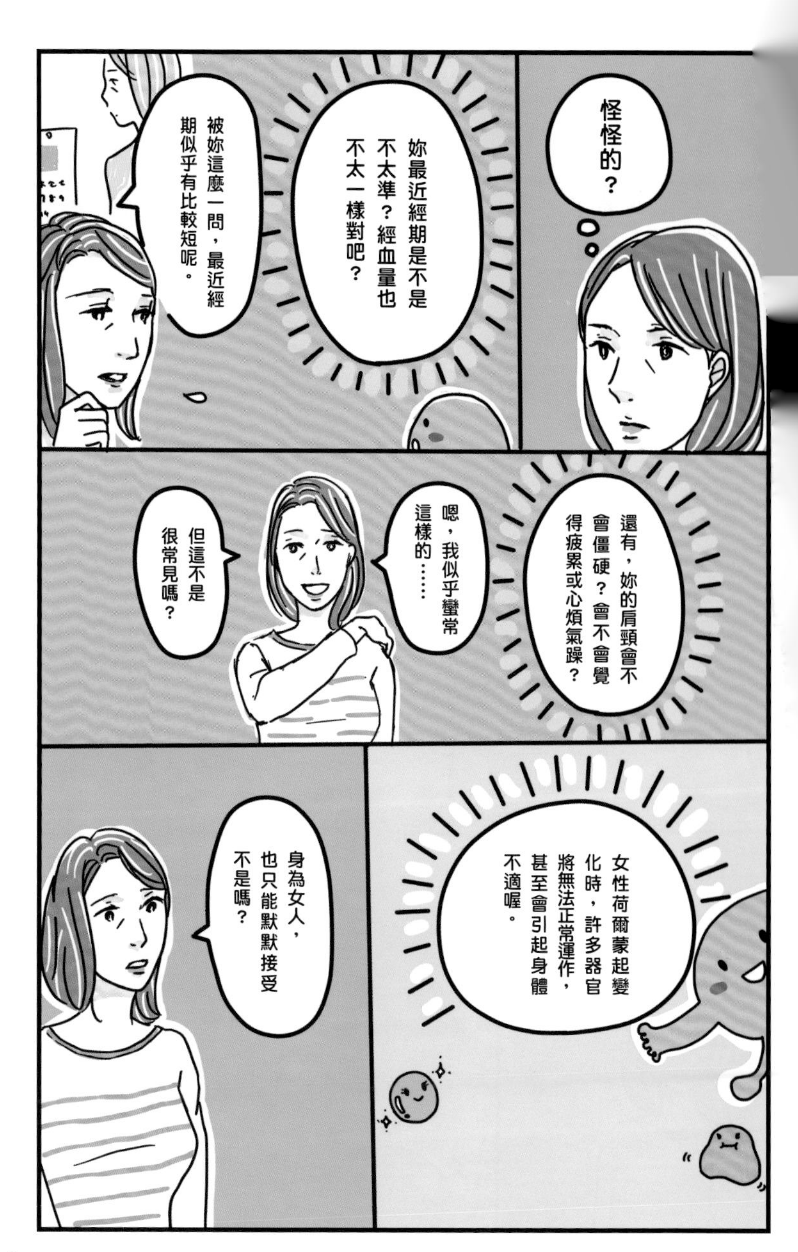

怪怪的？
妳最近經期是不是不太準？經血量也不太一樣對吧？
被妳這麼一問，最近經期似乎有比較短呢。
還有，妳的肩頸會不會僵硬？會不會覺得疲累或心煩氣躁？
嗯，我似乎蠻常這樣的……
但這不是很常見嗎？
女性荷爾蒙起變化時，許多器官將無法正常運作，甚至會引起身體不適喔。
身為女人，也只能默默接受不是嗎？

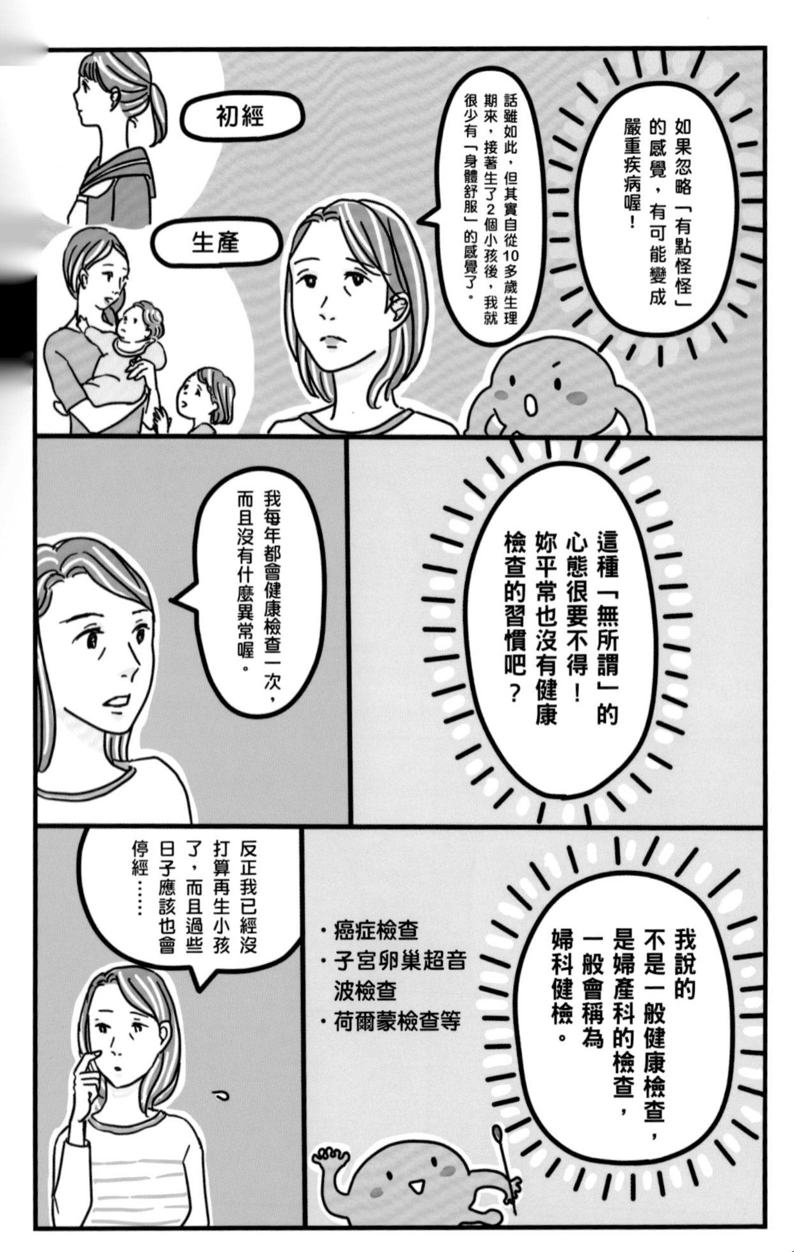
如果忽略「有點怪怪」的感覺，有可能變成嚴重疾病喔！
話雖如此，但其實自從10多歲生理期來，接著生了2個小孩後，我就很少有「身體舒服」的感覺了。
初經
生產
這種「無所謂」的心態很要不得！妳平常也沒有健康檢查的習慣吧？
我每年都會健康檢查一次，而且沒有什麼異常喔。
我說的不是一般健康檢查，是婦產科的檢查，一般會稱為婦科健檢。
·癌症檢查
·子宮卵巢超音波檢查
·荷爾蒙檢查等
反正我已經沒打算再生小孩了，而且過些日子應該也會停經……

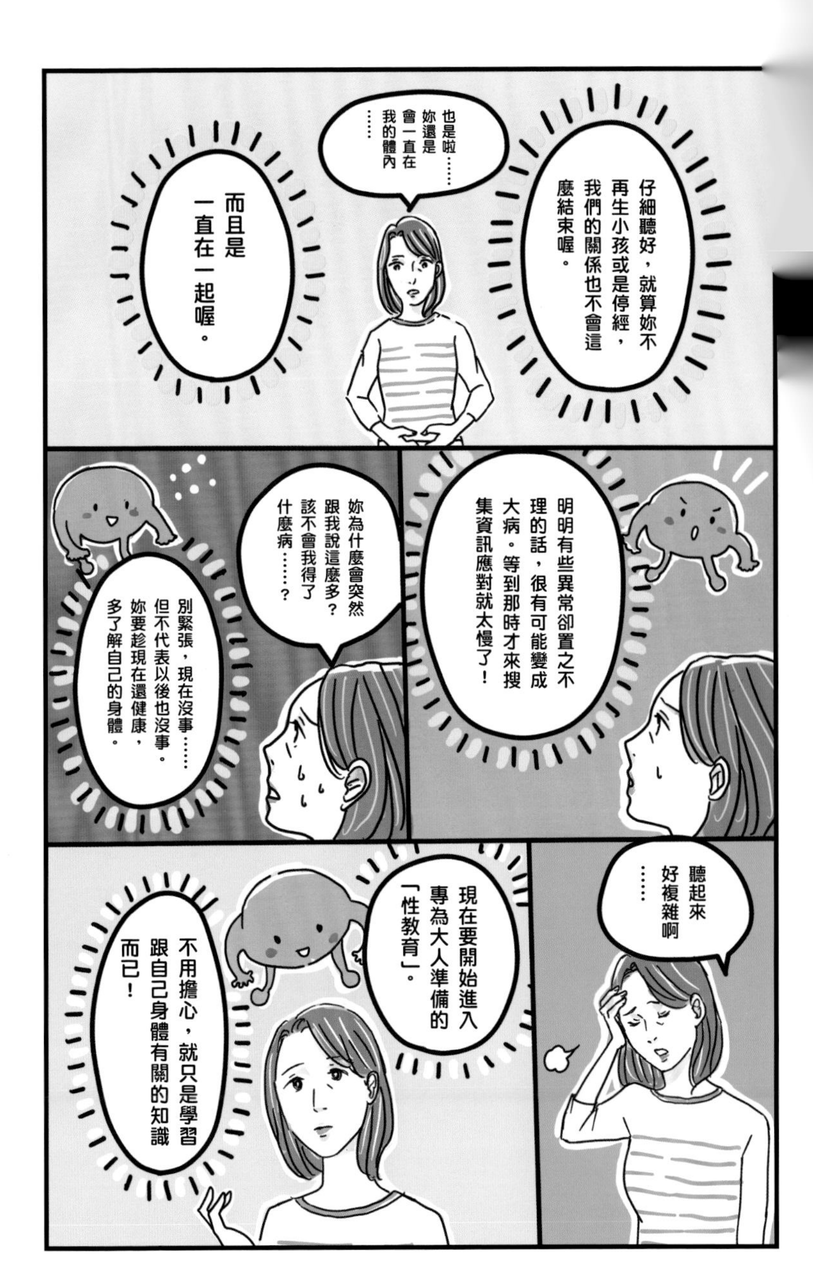
仔細聽好，就算妳不再生小孩或是停經，我們的關係也不會這麼結束喔。
也是啦……妳還是會一直在我的體內……
而且是一直在一起喔。
明明有些異常卻置之不理的話，很有可能變成大病。等到那時才來搜集資訊應對就太慢了！
妳為什麼會突然跟我說這麼多？該不會我得了什麼病……？
別緊張，現在沒事……但不代表以後也沒事。妳要趁現在還健康，多了解自己的身體。
聽起來好複雜啊……
現在要開始進入專為大人準備的「性教育」。
不用擔心，就只是學習跟自己身體有關的知識而已！

目錄

第3章 疾病與不適症狀的改善及治療

書末 早期發現很重要

子宮、卵巢和女性特質的關係

子宮的活躍期約為40年

子宮的大小
相當於雞蛋，
卵巢則是
鵪鶉蛋的大小。
我們要一起
走過半個人生，
還請多多指教。

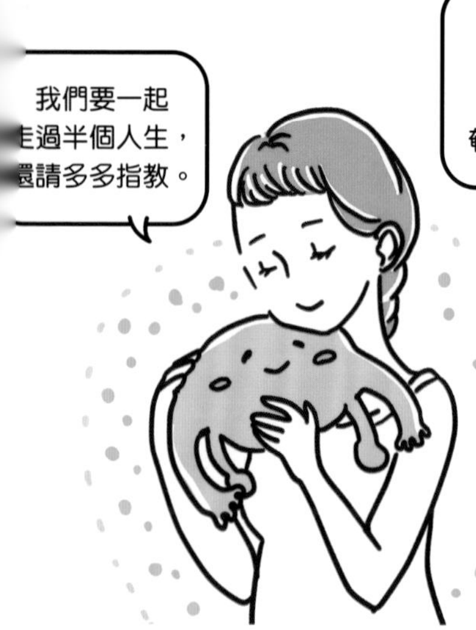

唯獨女性擁有能讓受精卵長大的器官

說到子宮，各位的印象是什麼？子宮如同其名，是用來準備生寶寶，讓寶寶在受精後一直成長茁壯待到生產前的空間。不過，子宮的用途可不只這樣。另外，各位是否知道，**卵巢會分泌「女性荷爾蒙」，深深影響女性的生活呢**？子宮、卵巢既然會帶來正向作用，當然也會造成一些令人不太樂見的負面影響。

子宮、卵巢的功用

正向作用・GOOD

懷孕、生產相關

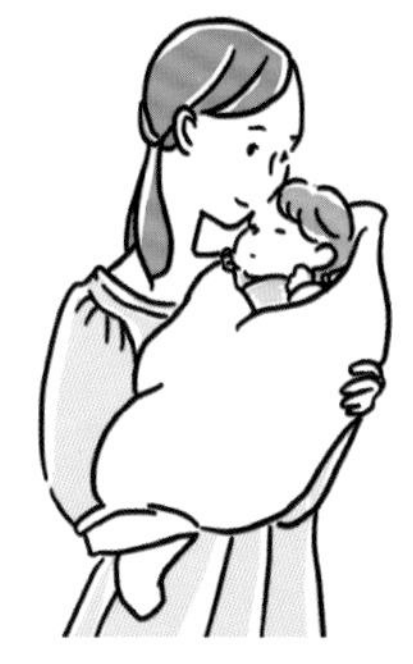

帶來月經，打造出容易受孕的身體。順利受精後，生命會在此成長茁壯直到出生。生產後能讓女性的乳房分泌乳汁，哺育嬰兒。

健康、美容相關

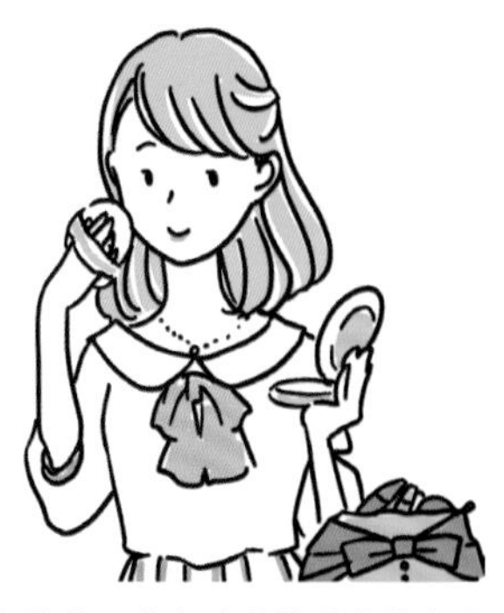

女性荷爾蒙有助於強健骨骼與血管，讓肌膚與粘膜變得滋潤。打造出更有女人味的柔軟身軀，同時賦予毛髮光澤。

負面影響・BAD

疾病、經痛相關

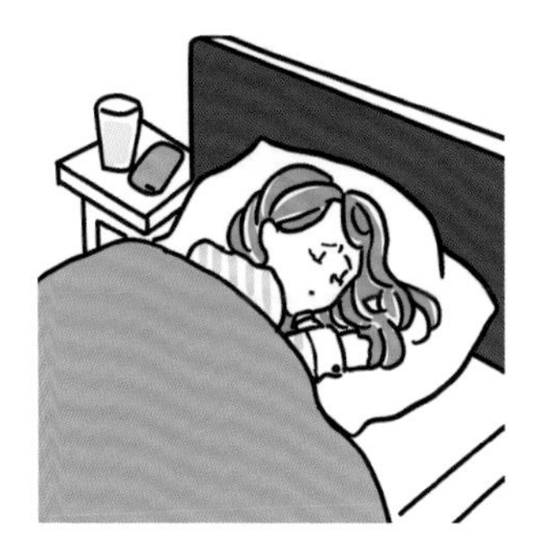

女性荷爾蒙紊亂會使子宮肌瘤、子宮內膜異位症、乳癌惡化，也可能出現水腫、乳房疼痛、便祕等症狀，甚至覺得心浮氣躁、心情低落，情緒不穩定。

子宮是個神祕的器官？

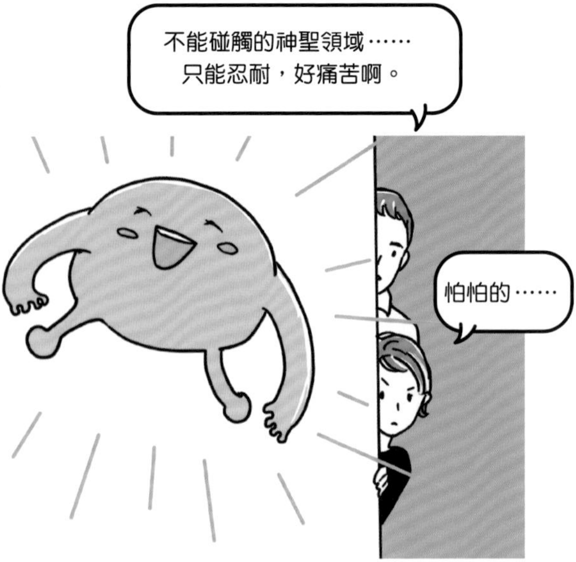

子宮和胃腸一樣都是器官 要用更平常心的角度去看待它

子宮和女性的「生產」有著非常緊密的關係，所以大家可能會有「不可以隨便談論」，或是「順其自然就好」的想法。在過去，月經被視為「穢物」，一般人甚至覺得不能提到生理期不適，有疑問也不能說，但其實這已經是很久以前的思維了。**不舒服千萬不要忍耐，要學會借助醫學之力，積極改善問題。**

與子宮有關的真假「傳說」

假的	真的
經痛時 不能倚賴藥物。	忍耐一點好處也沒有。除了身體上的疼痛，精神上也會讓人心浮氣躁，甚至不少人經痛到無法專心。這些情況都能透過藥物解決。
吃避孕藥 會導致不孕。	避孕藥雖然有副作用，但不會提高未來懷孕的難度。對於一生月經次數激增的現代女性而言，避孕藥是可以好好運用的藥物。
一直埋頭工作 不談戀愛的話， 會變得男性化。	應該只是因為工作或家事忙碌，忽略打扮自己而已吧？女性荷爾蒙並不會因為忙碌而減少，也沒有相關研究證據。
沒有生產經驗的人 容易罹患 婦科疾病。	過去的確有此說法，但現代女性一生平均的生產人數為1～2人，罹患婦科疾病的機率與無生產經驗相差不大。
不孕多半是 女方造成。	雖然只有女性擁有孕育生命的器官，但不孕因素男女各半。男性也會有精子、睪丸方面的問題，面對不孕，必須和伴侶一起治療。

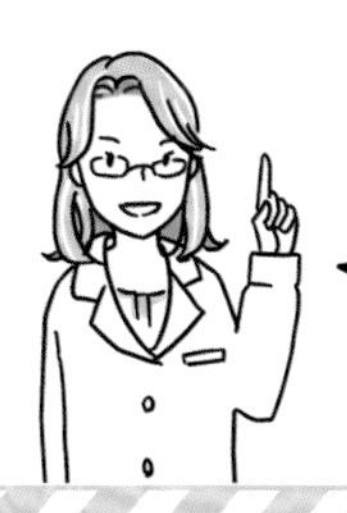

現在有很多假消息。
各位接下來要懂得學習
正確知識喔！

別被「女人的宿命」所擺弄

身為女性，就必須有所取捨？

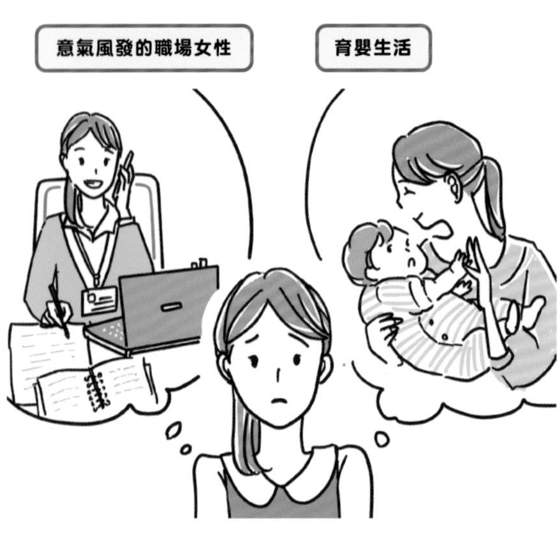

有了婦科為後盾
女人的人生也可以很光明！

女性初經造訪後的40年期間，每個月都會和生理期見個面。經痛程度因人而異，即便是經痛非常嚴重的人，想必都認為「月經不是病」，所以會一如往常地生活。另外，對女性來說，懷孕、生產的10個月期間不僅會對身體帶來變化，生產更是人生一大要事，但我卻有種社會對女性還不夠溫柔體貼的感覺。

婦科治療可以解決的事

經痛嚴重，想讓生理期跟重要會議的時間錯開。	嚴重的經痛除了身體上的疼痛，精神上也會讓人心浮氣躁，不少人還會因為經痛無法專心。這時可以服用低劑量避孕藥減少月經量，甚至能讓月經量少到幾乎為零。
想在30多歲這幾年衝刺事業，可以等到40歲後再來懷孕生小孩嗎？	卵子從我們出生時就開始老化，35歲過後成功懷孕的機率更會逐漸降低。目前還沒發現讓卵子變年輕的方法，但冷凍保存健康的卵子漸為流行。
更年期的情緒起伏嚴重，做什麼事都提不起勁。	雌激素急遽下降是造成更年期障礙的原因，可以透過荷爾蒙補充療法或中藥調理，改善女性荷爾蒙不足帶來的身體不適。

生兒育女或許是身為女人的「宿命」，但不見得是所有女性的宿命。有些女性會覺得：「月經真的好痛苦，我受夠了！」當然也會有女性覺得：「我想要有小孩，但現在希望以工作和自己想做的事為優先。」這些想法其實都沒有錯。無論妳想怎麼做，都讓婦產科助妳一臂之力吧。

如果每個月的生理期讓妳很不舒服，可以服用低劑量避孕藥減緩不適，也可以選擇好好休息。如果妳還想衝事業，現階段沒打算懷孕，但未來希望有小孩的話，可以考慮凍卵。**子宮帶來的「女人宿命」到了今日已經能加以控制。**讓我們一起更新婦科資訊吧！

內生殖器構造

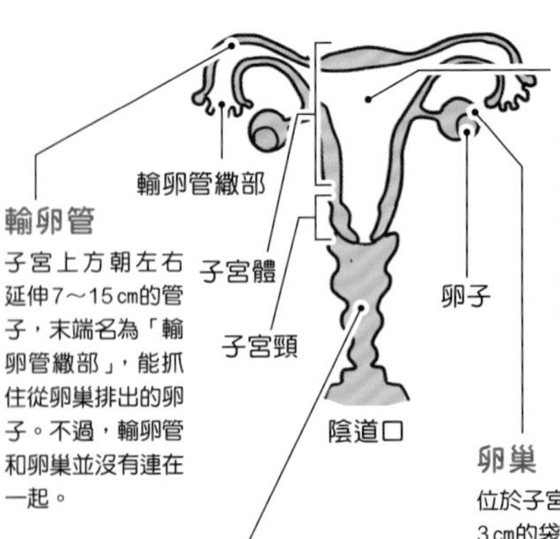

子宮

子宮內側覆蓋著子宮內膜，重複著變厚、剝落（＝月經）的過程。子宮入口處稱為「子宮頸」，孕育胎兒的部分則稱為「子宮體」。

輸卵管

子宮上方朝左右延伸7～15㎝的管子，末端名為「輸卵管繖部」，能抓住從卵巢排出的卵子。不過，輸卵管和卵巢並沒有連在一起。

卵巢

位於子宮左右側，大小約2～3㎝的袋狀物，裡頭充滿會變成「卵子」的原始濾泡。在女性荷爾蒙分泌作用下，原始濾泡會以固定的循環週期逐漸成熟為卵子，並一顆顆地依序排出體外。

陰道

連起「陰道口」與子宮，長度約7～8㎝的柱狀器官。同時也是經血和白帶會經過的路徑，生產時則會化身為產道。

內生殖器不只負責懷孕、生產還能分泌女性荷爾蒙

各位是否清楚知道子宮在身體裡的位置？實際上又有多大？既然胎兒會待在裡面，感覺應該不會太小，但其實子宮比一個拳頭還小，只有雞蛋這麼大。子宮前有膀胱、後有直腸，懷孕後會變得頻尿就是子宮壓迫到膀胱的緣故。

另外，如果子宮內膜異位症引發直腸沾黏，則有可能造成排便疼痛。

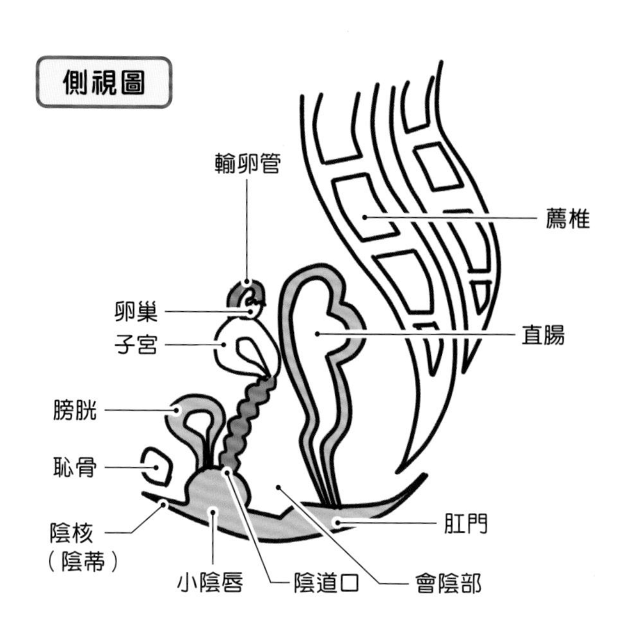

子宮是孕育寶寶的空間，卵巢則是卵子製造工廠，**卵巢約莫只有鵪鶉蛋那麼大。卵巢除了會製造卵子，還會分泌雌激素（動情素）和黃體素（助孕酮）這兩種女性荷爾蒙**。在這些荷爾蒙的作用下，子宮會做好懷孕準備，也會讓女性維持懷孕狀態。

卵巢的狀態就像是垂吊在子宮左右兩側。卵子從卵巢彈出（排卵）後，輸卵管繖部會抓住卵子，將卵子送進輸卵管裡。卵子從輸卵管到子宮的這段路上與精子相遇後，就會變成受精卵，接著在子宮著床，形成懷孕狀態。沒有懷孕的話，變厚的子宮內膜（＝嬰兒床）就會剝落，形成所謂的月經。

子宮問題所引起的疾病和身體不適

仔細聆聽子宮的聲音

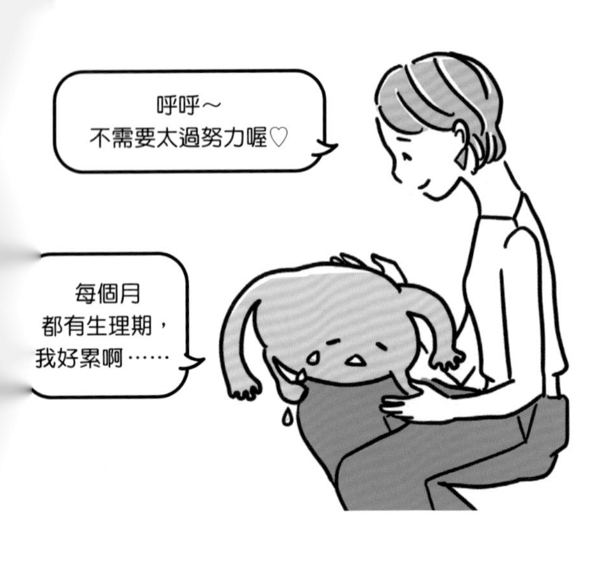

不要忽略子宮發出的警訊

子宮每個月都要營造出一個能夠懷孕的環境，沒懷孕時還要整理善後，所以子宮的工作量可是非常大。說不定……妳的子宮正在發出ＳＯＳ求救訊號？這些訊號包含了**性交時疼痛、排便時有刺痛感**，妳是否有這些症狀呢？也可能是非生理期間的出血（＝不正常出血）、腰痛或出現白帶。千萬不能認為「我平常就是這樣」而忽略它。

說不定是這些子宮相關疾病？

症狀	有可能是這些疾病
嚴重經痛	月經過多／月經困難症／經前症候群（PMS）／子宮內膜異位症／子宮腺肌症
月經不來	無月經症、甲狀腺疾病／壓力或減肥導致荷爾蒙紊亂
腹痛	婦癌／子宮肌瘤／子宮內膜異位症／子宮外孕／卵巢囊腫／卵巢出血／卵巢扭轉
不正常出血	子宮相關癌症／子宮頸息肉／子宮內膜異位症／青春期或更年期導致荷爾蒙紊亂
腰痛	卵巢囊腫／卵巢扭轉／子宮外孕／更年期障礙／子宮肌瘤
性交疼痛	子宮內膜異位症／子宮肌瘤／性病（STD）／更年期障礙
排便疼痛	巧克力囊腫／子宮內膜異位症
白帶異常、搔癢感	性病（STD）／子宮頸炎／子宮頸息肉

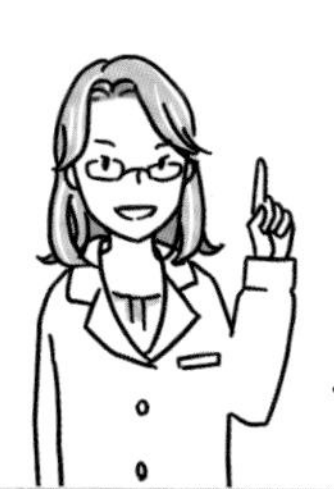

請各位不要覺得「平常就是這樣」、「反正也好不了」而置之不理，務必前往婦科就診！另外，也要注意月經困難症、更年期障礙等卵巢所造成的身體不適！

私密部位有異狀的時候

與子宮相連的重要部位
需要溫柔地清潔保養

私密處（外生殖器區域）是與子宮相連的重要部位。不過，女性的私密處較難觀察，甚至有很多人覺得「因為很重要所以要好好遮住」。除了遮遮掩掩，各位是否也對私密處感到無所謂呢？

老實說，**現代女性的私密部位正處在極為惡劣的環境**，還有可能因此出狀況，所以不能忘記保養（↓P114）。

私密處簡稱VIO！

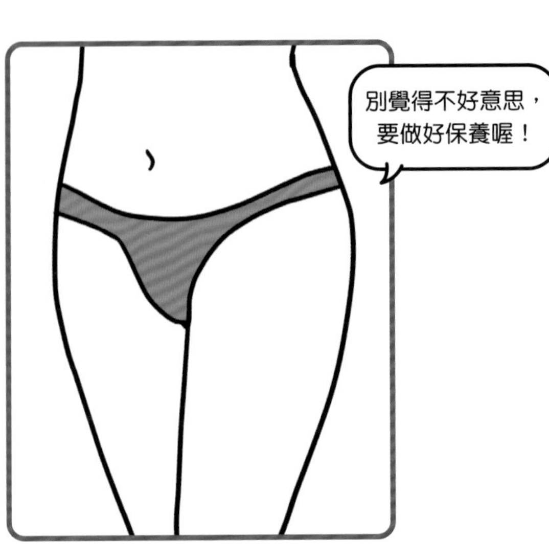

私密處特徵

1. 比眼皮還薄的肌膚

眼皮厚度大約是0.12～0.2mm，私密處的肌膚只有0.08～0.16mm厚，所以非常細嫩，容易受損害。

2. 容易悶住、摩擦

現代女性的私密處被內褲、絲襪、牛仔褲層層包覆，這時，私密處貼附著衛生棉的話，就會加劇悶熱感和摩擦。

3. 構造較為複雜，容易藏污納垢

外生殖器帶有皺褶，構造複雜，連帶還長有陰毛。當私密處充滿經血或白帶等污垢時，就會引發問題。

私密處清洗方式

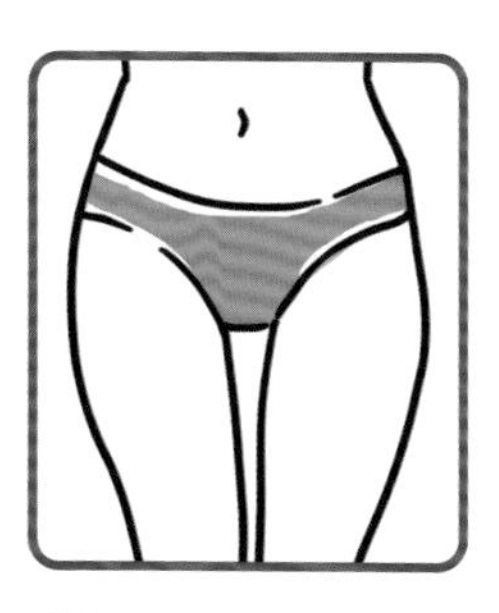

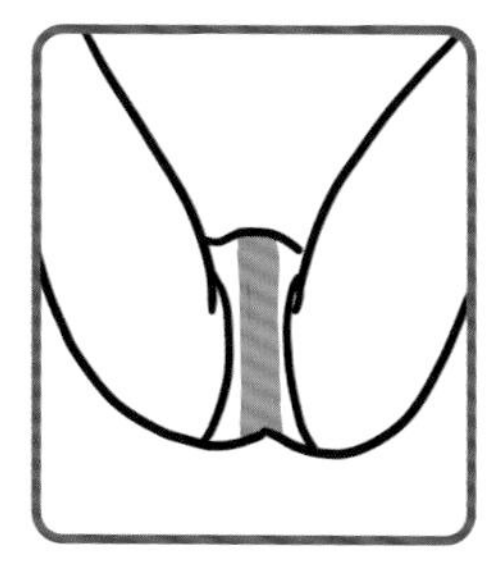

I：

接著用來回撫摸的方式，仔細清潔皺褶外側的溝縫，洗掉白垢。

V：

先將肥皂搓出大量泡沫，並以畫圓的方式連同陰毛一起溫柔清潔。

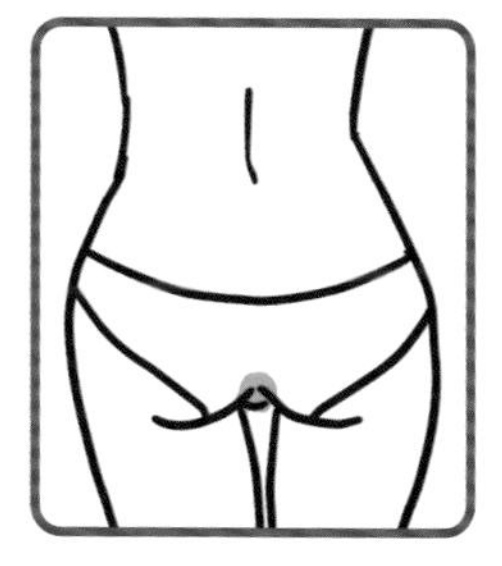

O：

最後再以畫圓的方式清潔肛門周圍。沖水時，要注意別讓肥皂泡沫進入陰道。

覺得「該不會是生病了？」的時候
用子宮相關疾病自我檢查表來確認

去醫院之前，不妨用這裡的檢查表進行簡單的自我確認，
並將自己有的項目打勾。

若有多項符合，就表示可能罹病。建議及早前往就醫，與主治醫師商討病況。

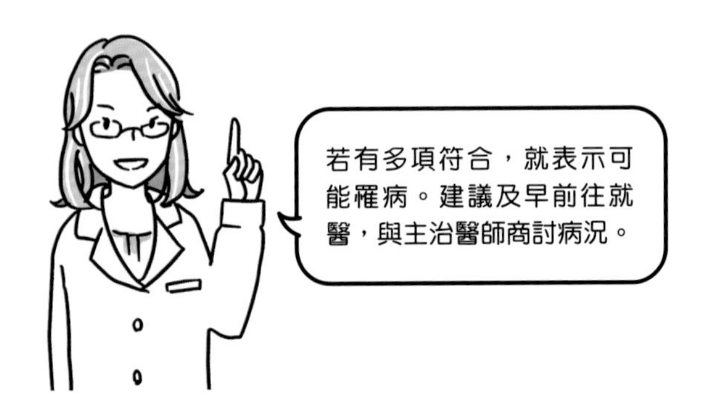

子宮頸癌檢查表

Q1.	未定期接受子宮頸抹片檢查。	□
Q2.	曾有多位性伴侶。	□
Q3.	性交時不太使用保險套。	□
Q4.	很年輕時就有過性行為。	□
Q5.	吸菸。	□
Q6.	近1～2年未接受子宮頸抹片檢查。	□
Q7.	前往婦產科就診時，被診斷為HPV高危險型。	□
Q8.	不正常出血。	□
Q9.	性交時會出血或疼痛。	□
Q10.	近期白帶增加。	□

子宮體癌檢查表

Q1.	BMI（體重（kg）÷身高（m）÷身高（m））高於25。	☐
Q2.	被診斷患有糖尿病。	☐
Q3.	高血壓。	☐
Q4.	患有生活習慣病。	☐
Q5.	無生產經驗。	☐
Q6.	月經不順。	☐
Q7.	非生理期間也會頻繁出血。	☐
Q8.	已停經卻會出血（鮮血）。	☐
Q9.	近期白帶增加。	☐
Q10.	子宮仍在，但正在接受僅使用雌激素（動情素）的荷爾蒙治療。	☐
Q11.	正以泰莫西芬（Tamoxifen）治療乳癌，卻未做過婦科健檢。	☐

子宮內膜異位症檢查表

Q1.	經痛嚴重，每次都需服用止痛藥。	☐
Q2.	經痛嚴重到影響日常生活。	☐
Q3.	生理期間會覺得頭痛、噁心。	☐
Q4.	有經痛逐漸變嚴重的感覺。	☐
Q5.	非生理期間也會感到下腹痛或腰痛。	☐
Q6.	排便時會感到疼痛。	☐
Q7.	性交時會感到疼痛。	☐
Q8.	雖然沒有避孕，卻遲遲無法受孕。	☐
Q9.	尿液曾帶血。	☐
Q10.	糞便曾帶血。	☐
Q11.	曾有過原因不明的氣胸。	☐

子宮肌瘤檢查表

Q1.	經血量多。	☐
Q2.	經痛嚴重，每次都需服用止痛藥。	☐
Q3.	生理期會出現心悸、喘不過氣、頭暈、站起時暈眩等貧血伴隨的症狀。	☐
Q4.	生理期長達7天以上。	☐
Q5.	經血夾雜血塊。	☐
Q6.	下腹脹。	☐
Q7.	下腹部有硬塊。	☐
Q8.	出現頻尿、尿失禁、排尿不順等排尿相關的症狀。	☐
Q9.	雖然沒有避孕，卻遲遲無法受孕。	☐
Q10.	白帶量增加，或白帶帶血。	☐

月經困難症檢查表

Q1.	生理痛在近2～3年期間逐漸嚴重。	☐
Q2.	生理期一定要服用止痛藥。	☐
Q3.	市售止痛藥吃了沒效。	☐
Q4.	曾經痛到跟公司或學校請假。	☐
Q5.	頻繁出現排便疼痛或性交疼痛。	☐
Q6.	不只會經痛，還會覺得噁心、頭痛。	☐
Q7.	經血量多，多到衛生棉都快外漏。	☐
Q8.	抽血檢查被診斷出有貧血。	☐
Q9.	婦產科看診時，被診斷出子宮內膜異位症、子宮肌瘤或子宮腺肌症。	☐

月經前症候群（PMS）檢查表

Q1.	情緒不穩定。	☐
Q2.	容易煩躁、憤怒，常與人發生爭執。	☐
Q3.	覺得憂鬱，感到絕望，會自我批判。	☐
Q4.	覺得不安、緊張或亢奮。	☐
Q5.	對工作、學校、朋友關係、興趣的興致減低。	☐
Q6.	專注力變差。	☐
Q7.	容易疲累，提不起勁。	☐
Q8.	食慾增加，或特別想吃某種食物。	☐
Q9.	嗜睡或睡眠不足。	☐
Q10.	會覺得自己被打敗，或出現無法自我控制的感覺。	☐
Q11.	出現乳房疼痛腫脹、關節痛、肌肉痛、頭痛、水腫、體重增加等身體症狀。	☐

性病（STD）檢查表

Q1.	性交時不太使用保險套。	☐
Q2.	有多位性伴侶。	☐
Q3.	性交時下腹部會疼痛。	☐
Q4.	排尿時會疼痛。	☐
Q5.	陰部會癢或痛。	☐
Q6.	近期白帶增加。	☐
Q7.	白帶有異味。	☐
Q8.	生殖器周圍長疣或水泡。	☐
Q9.	鼠蹊部腫脹。	☐
Q10.	近期整個人帶有強烈倦怠感。	☐

資料來源：「這是病嗎？女性疾病自我檢查表」（日本厚生勞動省研究班監修）
https://w-health.jp/self_check/

別被迷信牽著走！

❶

女性能自主控制生理期的頻率或次數 →當然無法控制！

曾經有人說過，以前的女性能自己控制月經何時來。這當然是假的。經血會自然地流出身體，女性生殖器無法阻止這一切發生。就算靠骨盆底肌夾緊陰道，阻撓經血流出，也只能維持極短暫的時間。稍微有個動作骨盆底肌就會鬆弛，應該說鬆弛的骨盆底肌才是正常狀態。

同理，女性也無法控制生理期次數。不過，因為以前和現代的各種條件背景有些許不同，使現代女性的月經次數比較多。這其實跟生產次數差異有關。以前的女性就算生4、5個小孩也不稀奇，懷孕或哺乳期間月經會暫停，生理期的次數當然也跟著減少。

女性雖然無法自己控制經血量或月經次數，但如果發現經血量多、月經次數較多或較少，甚至經期不規律的話，就有可能是疾病造成，請前往醫院就診。月經次數太多時，可能會增加某些疾病的發病風險，這時各位不妨諮詢醫師，搭配服用避孕藥。

1 章

子宮重要二三事

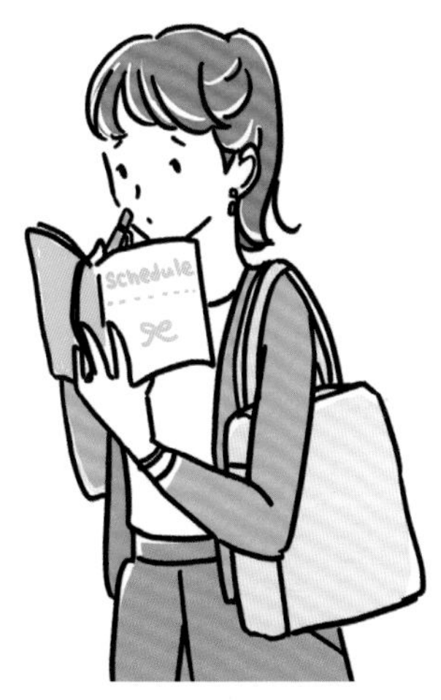

子宮會從初經一路陪伴我們直到老年。
以長遠角度來看，子宮用來懷孕、生產不過是一時之事。
讓我們一起來理解子宮與身體的關係。
看看日常生活中，子宮在身體裡扮演著怎樣的角色？
與身體不適、疾病又有怎樣的關係？

構造機制

子宮的功用①

究竟為什麼會有月經？

用來傳宗接代的成人象徵 現代女性的月經次數逐漸增加

現代人的子宮有夠忙碌！

這些工作
持續40年，
多達450次！
備妥嬰兒床
好累啊～
累癱了～
要打掃乾淨……

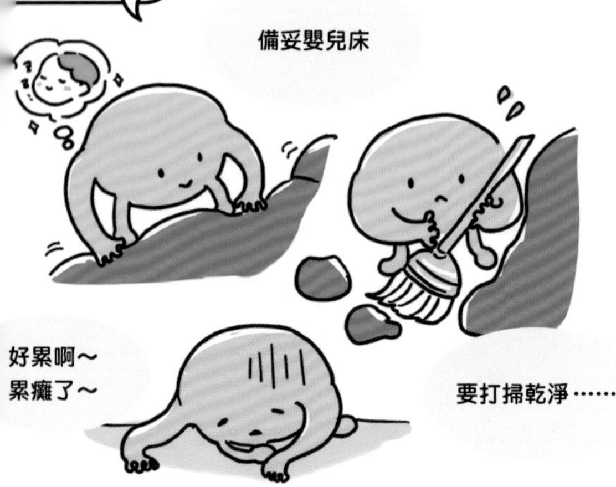

女性進入青春期，開始分泌荷爾蒙時，卵子就會規律地生長成熟，接著排卵。卵子會移動到子宮，但如果沒有受精的話，卵子就會連同子宮裡原本要作為嬰兒床使用的子宮內膜，一起從陰道排出體外，形成所謂的「月經」。也因為這個過程對於延續人類後代是相當重要的環節，所以初經對女性來說，就是

一生月經次數的今昔差異

	100年前	現在
一生月經次數	50次	450～500次
初經～停經	15、16歲～45歲左右	12、13歲～50歲左右
生產人數	約3～8人	約0～2人

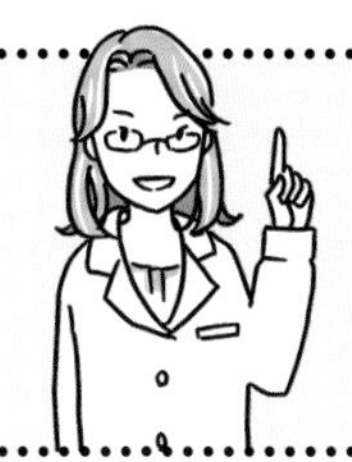

生活型態的改變讓女性一生的月經次數大幅增加，這不僅使子宮接觸血液的機會增加，子宮相關疾病的類型更是愈趨多樣。

「轉大人的證據」。不過，是所有的動物都有月經嗎？其實除了人類，只有一部分的猴子、蝙蝠、老鼠有月經。大多數的動物每年會有1～2次的繁殖期和發情期。對野生動物來說，經血會增加被捕食者攻擊的風險，但我們現在還不是很清楚，究竟是什麼原因，讓這些動物甘願冒著風險也要有月經。

有些人會把月經形容成「幫子宮排毒（＝排出老廢物質）」，但就算沒有月經，子宮也不會累積老廢物質，對身體運作也不會造成太大的問題（沒辦法懷孕倒是真的）。然而，**現代女性一生的月經次數卻逐漸增加，我們可以肯定的是，過去不曾出現的疾病愈來愈多。**

構造機制

子宮的功用②

理解懷孕、生產的機制

懷孕初期徵兆

- ☐ 白天嗜睡
- ☐ 食慾旺盛或食慾不振
- ☐ 變得愛哭
- ☐ 體溫變高
- ☐ 噁心、胸悶
- ☐ 乳頭變黑
- ☐ 乳房腫脹
- ☐ 白帶增加
- ☐ 腳水腫

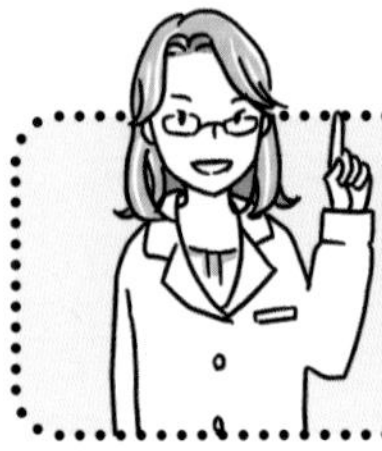

最明顯的徵兆是月經延遲。這時就要驗孕看看，並前往婦產科醫院。

卵子與精子的相遇是奇蹟
胎兒會在40週內茁壯成長

女性想要懷孕的話，卵子和精子必須相遇受精。首先，成熟的卵子必須從卵巢內的濾泡彈出，輸卵管繖部抓住卵子後，會將卵子送進輸卵管，卵子就會在一個名叫輸卵管壺腹（ampulla）的地方等待精子。男性射精後，精子會從陰道進入女性體內，接著通過子宮，前往輸卵管。但老實說，就算測量基礎體

產後對身體的負面影響

剪會陰的傷口疼痛	最近剪會陰的縫合手術雖然已經不太需要拆線，但傷口還是會疼痛。大約1個月就能恢復，有發現化膿時則需就醫。
便祕	剪會陰或剖腹產後的傷口會讓女性不太敢出力，再加上水分被母乳吸收，使糞便變硬，引起便祕。建議要採取高纖飲食、多補充水分。
尿失禁	生產時骨盆底肌受損所造成。一般而言是暫時性症狀，若過了3～4個月仍未改善則需就醫。
痔瘡	生產的施力、產後便祕都會造成痔瘡。
產後憂鬱症	症狀包含了產後心浮氣躁、愛哭、失眠，這是因為身體快速切換成哺乳體質，荷爾蒙紊亂所致。產後1個月若仍持續則需就醫。
乳房腫脹	分泌的母乳量及嬰兒的吸吮量失衡，會使乳房腫脹變硬，這時需讓嬰兒頻繁吸吮。

溫，也很難精準掌握哪天會排卵，頂多只能匡列前後兩天，算出「大概是這段期間排卵」。但是，各位不用感到失望。**即便卵子的壽命不過就24小時這麼長，但精子在女性體內卻能存活2～7天之久。**建議想要努力做人的女性們別被排卵日侷限住，應該要維持每週2～3次的性交。

順利受精的受精卵會來到子宮，鑽進子宮內膜著床。從這天起，受精卵就會在子宮的嬰兒床上成長茁壯，大約過了40週，出現陣痛時，胎兒便會經由產道來到外面的世界。分娩後，原本包覆著胎兒的胎盤會排至體外，被撐大的子宮也會慢慢縮回原本的大小。

構造機制

子宮周圍區域

正確理解女性生殖器

這世上當然沒有奇怪的生殖器！

不要害怕，
觀察看看。
自己都不知道
生殖器長怎樣，
又該如何保養？

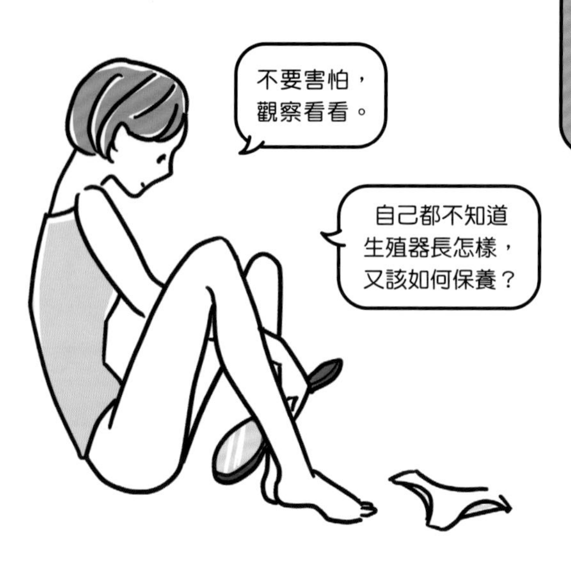

一定要提起勇氣觀察
才能促使自己做好清潔保養

很多人會覺得女性生殖器是禁忌話題。既然會把女性生殖器稱為「女陰」，就代表人們認為這是不能光明正大討論的話題。甚至還有前來婦科求診的女性表示：「我男朋友說我的生殖器長得很怪……」生殖器就跟人的臉蛋或其他部位一樣，長得不盡相同。即便是有過性經驗的人，應該也沒幾個人曾認

女性外生殖器

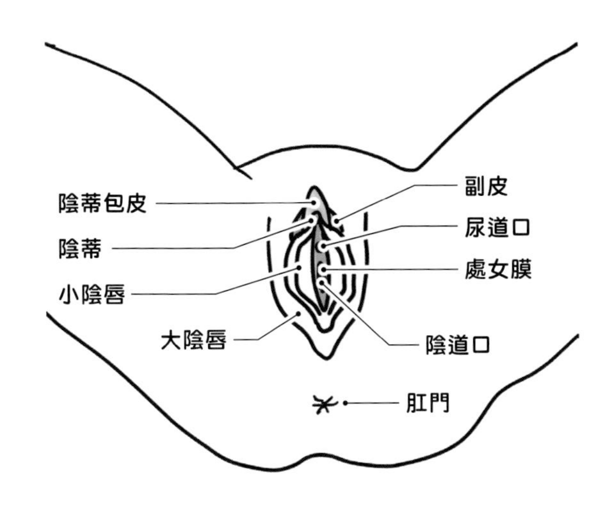

真觀察過自己的生殖器吧。各位不妨提起勇氣，拿起鏡子觀察看看。生殖器一點也不可怕，更不是什麼噁心的東西。**與男性生殖器相比，女性生殖器結構內凹，不易觀察，再加上帶有皺褶，很難掌握整體模樣，所以相當難清潔保**養。女性生殖器的最外側是大陰唇，內側一層皺褶薄皮則是小陰唇。陰唇會覆蓋著尿道口和陰道口，扮演著保護角色。

小陰唇上方有一個小小的突起物，名叫陰蒂，平常藏在陰蒂包皮中，性興奮時則會充血脹大。陰蒂跟男性的陰莖一樣，都是非常敏感脆弱的部位。陰蒂下方緊接著尿道口，只要掌握好位置，就能在如廁或洗澡時好好清潔保養。

構造機制

女性荷爾蒙①

掌控身體的各種功用

打造出一個容易懷孕的子宮

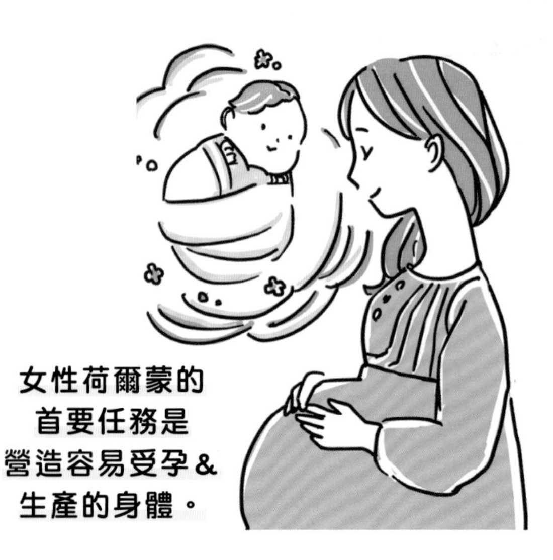

女性荷爾蒙的首要任務是營造容易受孕&生產的身體。

對女性來說不可或缺
對美容和健康也有幫助

荷爾蒙是一種化學物質，當它接收到腦部命令後，就會分泌至血液裡，還能控制身體的狀態。甲狀腺、腎上腺、胰臟都會分泌荷爾蒙，這裡則會聚焦由卵巢分泌的「女性荷爾蒙」進行探討。女性荷爾蒙不只能讓子宮處於可以懷孕、生產的狀態，在美容、健康、情緒上也扮演著不可或缺的重要角色。

各種荷爾蒙的功用

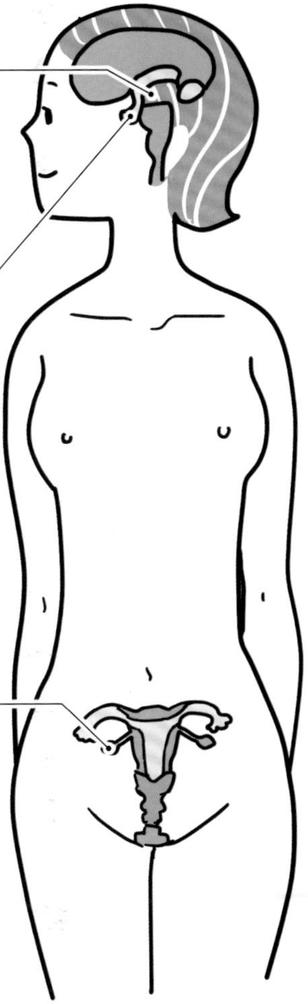

下視丘

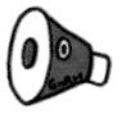

○ 促性腺激素
性腺激素釋放荷爾蒙（GnRH）

促進FSH及LH分泌。

腦下垂體

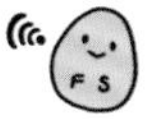

○ 濾泡刺激素（FSH）

促進雌激素分泌。

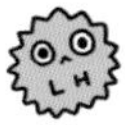

○ 黃體生成素（LH）

能刺激濾泡排卵，促使排卵後的濾泡變成黃體。

○ 泌乳激素（Prolactin）

能在女性生產後刺激乳腺，促進母乳產生，同時還能抑制雌激素分泌。

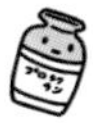

卵巢

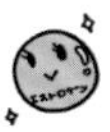

○ 雌激素（動情素）

讓子宮內膜增生，準備懷孕。對骨骼、皮膚、腦部和血管也都會有影響。

○ 黃體素（助孕酮）

讓子宮內膜變軟，營造出一個容易受精的環境。順利受精後會持續分泌作用，減少時則會形成月經。

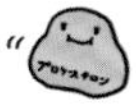

女性荷爾蒙②

雌激素和黃體素是什麼？

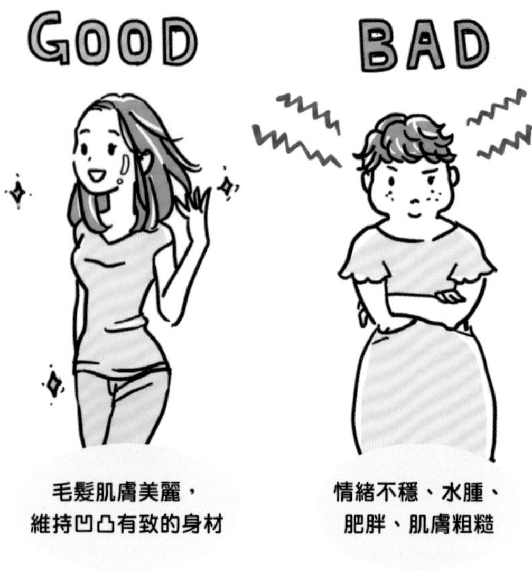

有好的一面也有壞的一面

這些都是女性荷爾蒙造成的

GOOD

毛髮肌膚美麗，
維持凹凸有致的身材

BAD

情緒不穩、水腫、
肥胖、肌膚粗糙

女性荷爾蒙可分成兩種，分別是雌激素（動情素）和黃體素（助孕酮）。接著就讓我們一起深入了解，這兩種荷爾蒙具備怎樣的作用。

首先，雌激素不僅能讓濾泡變成熟，促進排卵，還能打造出更有女人味的體態，使肌膚滋潤，毛髮亮澤，另外還能強健骨骼及血管。在精神情緒方面，雌激素甚至能增加腦內神經傳導物質，活

兩種女性荷爾蒙的主要功用

雌激素 （動情素）	黃體素 （助孕酮）
＊促進排卵 ＊使子宮內膜變厚 ・打造出更有女人味的體態 ・使肌膚、毛髮變得美麗 ・預防動脈硬化 ・強健骨骼 ・穩定精神情緒，讓自己心態上更積極 ■分泌過量：可能造成子宮內膜異位症、子宮肌瘤等女性特有疾病	＊讓子宮內膜的狀態有助成功著床 ＊維持懷孕狀態 ＊提高基礎體溫 【同時分泌雌激素的話】 ・食慾增加 ・容易水腫 ・長痘痘、肌膚粗糙 ・便祕、肩膀僵硬、頭痛、腹痛 ・精神情緒不穩、專注力變差 ■引發經前症候群、月經過多等情況

化腦部。除了對美容、健康極為重要外，更號稱是主宰知性的最強荷爾蒙。

當身體同時分泌大量雌激素和黃體素時，這些物質不僅能調整子宮內膜，營造出一個讓受精卵著床的環境，卻也會造成食慾增加、長痘痘或肌膚粗糙，甚至出現肩膀僵硬、便祕、腹痛，以及心浮氣躁、情緒不穩定等負面症狀。

說到這裡，應該有些讀者已經察覺到，自己在生理期的時候會出現專注力變差、肌膚粗糙等問題吧。女性荷爾蒙並非愈多愈好，當體內分泌過量荷爾蒙，不只經痛會跟著變嚴重，罹患子宮內膜異位症、子宮肌瘤等女性特有疾病的風險也會跟著增加。

構造機制

女性荷爾蒙 ③

經年累月的變化？究竟是哪裡變了？

先搞懂有哪些變化，就不會害怕！

既然第一次的月經會讓人感到不安，更年期當然也充滿著未知。

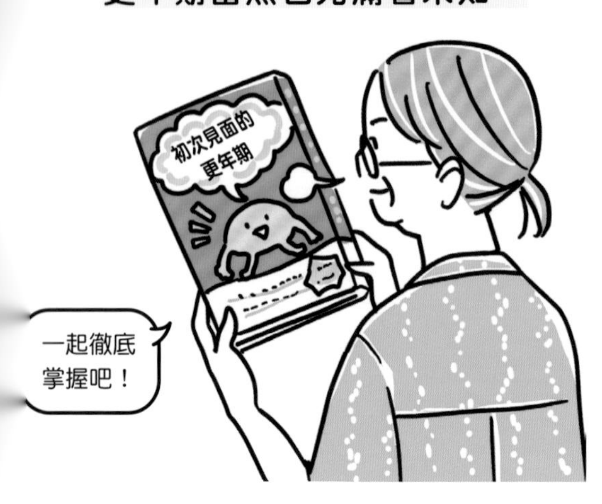

從初經到停經的40年是活躍期

若生為女性，就終身都是女性，但女性荷爾蒙卻有結束的一天。當女性邁入青春期，迎來初經的時候，女性荷爾蒙量會開始隨年紀向上攀升，並在20歲左右達到高峰，邁入性成熟期。接著從45歲開始逐漸減少，並在停經5年後，回到初經之前的狀態。**停經前後的10年又被稱為「更年期」，這段期間會跟青春期一樣，出現許多身體和心境上的變化。**

來看看女性荷爾蒙一生的變化

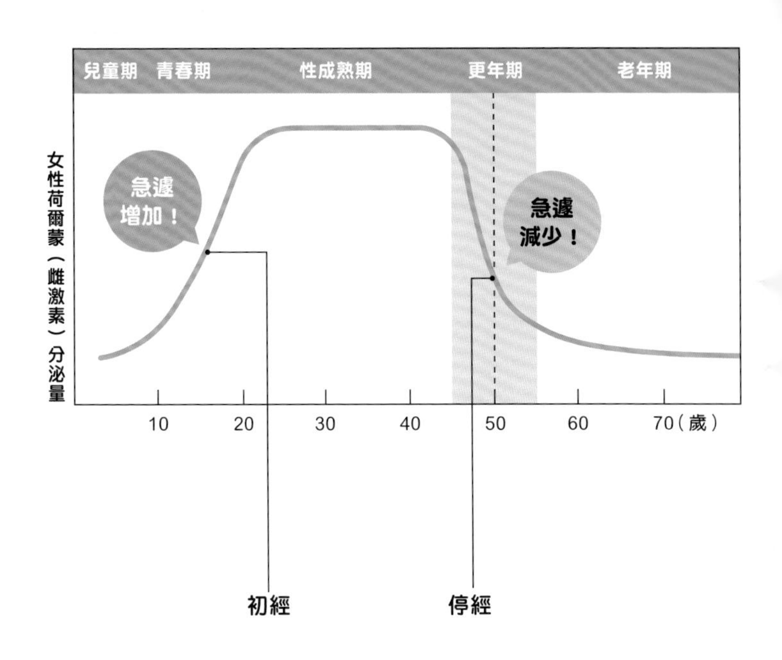

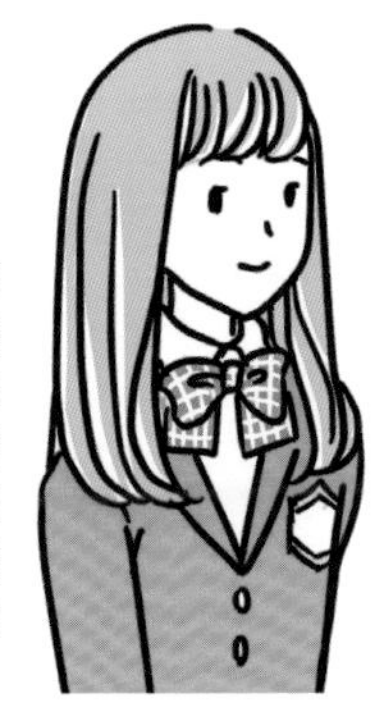

女性荷爾蒙開始分泌，月經到來。剛開始的經期和經量不太穩定，體態則會變得稍微圓潤，帶有女人味。

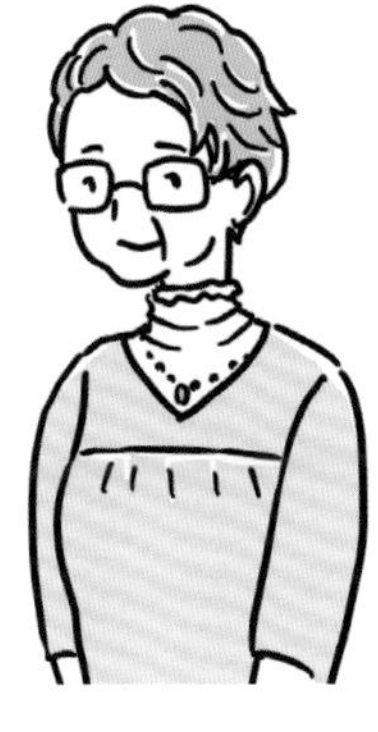

經期和經量大約從45歲開始會變得不穩定，最後停經。這前後10年期間又稱作更年期。不只是身體，就連心境情緒上也會出現變化。

初經（初潮）是怎麼來的？

初經算是試行階段
邁入高中後才會穩定下來

對於部分發育較快的女性來說，8歲起女性荷爾蒙的分泌就會慢慢增加，體態變得有女人味，子宮也會開始營造能夠懷孕的環境。外生殖器也會不斷發育，開始長出陰毛。多數女性會在12歲左右迎來初經，但初期頻率較不穩定，可能2～3個月才會來一次。15歲過後就會趨於穩定，生殖功能也發育完成。

初潮的徵兆

- 〇年齡介於10～15歲（多半為12、13歲）
- 〇平均身高152cm、體重42kg
- 〇腋下及陰部開始生長毛髮
- 〇胸部會有硬塊，感覺疼痛
- 〇肌膚充滿光澤，長痘痘
- 〇開始出現白帶

月經週期與女性荷爾蒙的增減

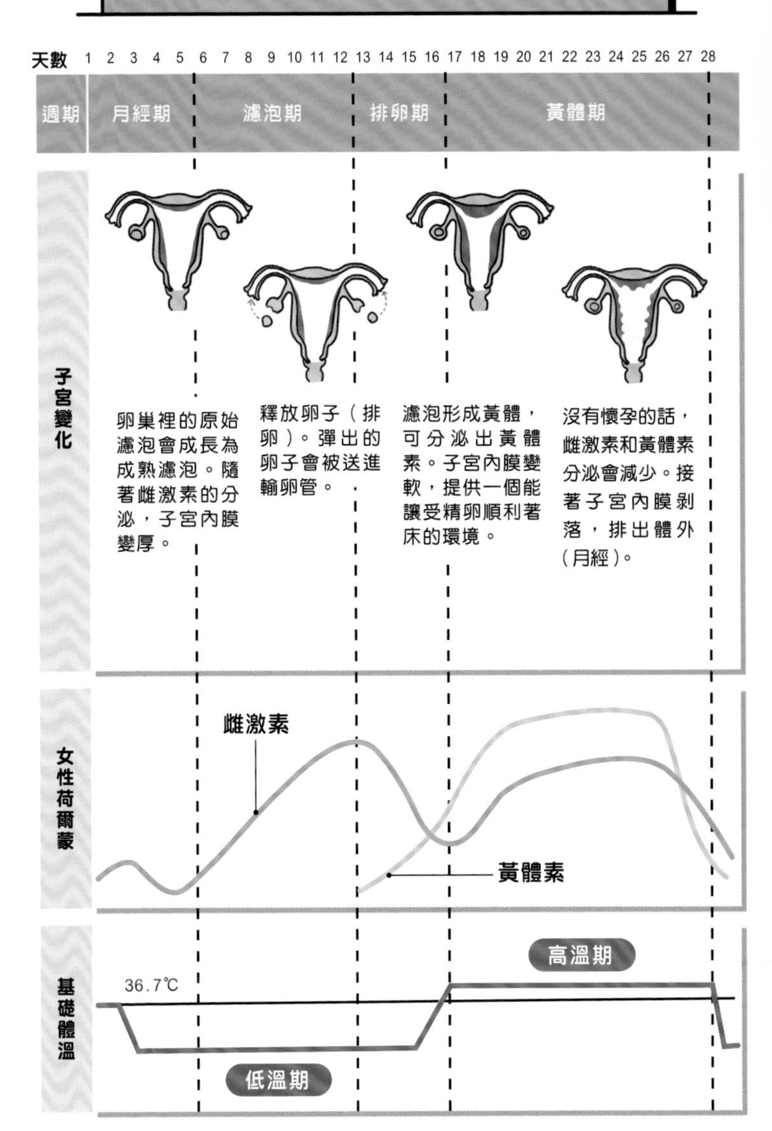

構造機制

月經相關②

不去考慮每個人的差異！怎樣的月經才標準？

跟標準差太多的話
有可能是疾病造成

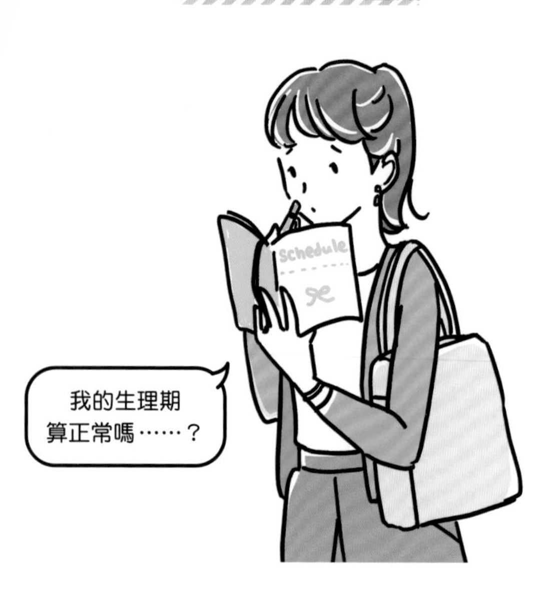

掌握自己的生理期更加珍視子宮

各位是否很了解自己的生理期，甚至能跟別人說明自己月經開始到下次月經來的天數（月經週期→P39）、期間及經血量呢？生理期就跟人的個性一樣各有不同，但如果跟標準差異太大，可能就是某種徵兆。首先，**要確認月經週期、期間，並記錄更換衛生棉的次數，**至少記錄2～3個月。

標準的月經

週期、天數、經血量會因人而異，但如果將這些全歸於個人差異，視而不見的話，就必須承受症狀所帶來的痛苦和身體不適。請各位與標準的月經比較，確認有無異常吧。

週期	24～38天	平均為4週（28天）。週期雖然因人而異，但基本上每個月的間隔天數會大致相同。
天數	3～7天	平均5天。
經血量	總量 20～140㎖	假設市售日用衛生棉可以吸收30～45㎖的經血量，那就要計算自己每次月經使用了幾片。

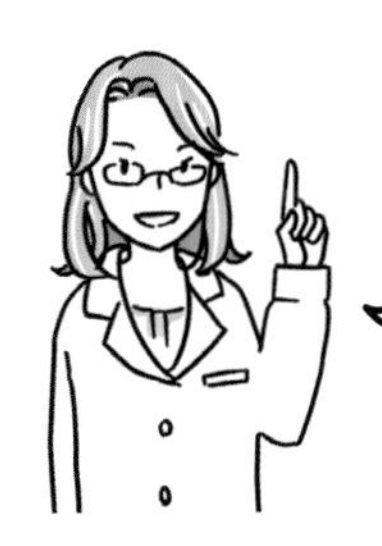

如果每次月經來都必須吃好幾次市售止痛藥，才有辦法緩解經痛，就不能放任不管。建議前往婦科就診。

構造機制

月經相關 ③

邁入更年期，停經之後

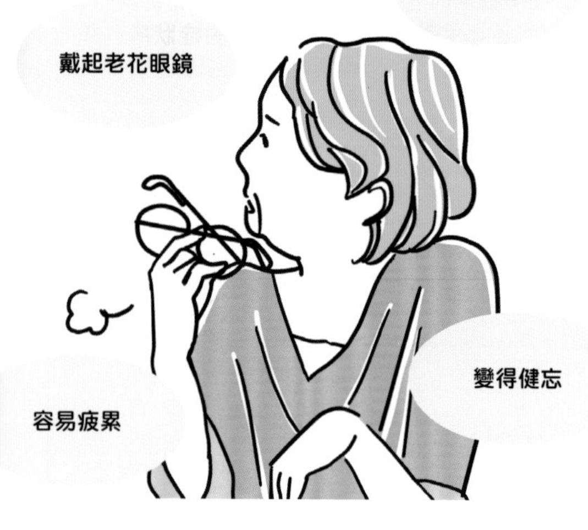

出現更年期變化時就差不多要跟月經說再見了

與相處40年的月經說再見稱作「停經」。對於過去被生理期搞到人仰馬翻的女性而言，雖然會有「終於解脫」的感覺，卻也會不想承認自己可能因此變老、變得沒女人味。停經前後的10年稱為更年期，**身體狀態會隨女性荷爾蒙減少出現變化，還會多出一些容易罹患的疾病**。詳情請參照P124。

迎來停經的常見情境

更年期會出現各種症狀，但每個人的情況不盡相同。
其中一項是月經不順。有些情況可能不是更年期的症狀所造成，
所以要掌握停經過程會出現的特徵。

情境1 月經週期變短

情境2 少量經血的時間拉長

情境3 月經週期變長

情境4 停經（月經超過一年沒來）

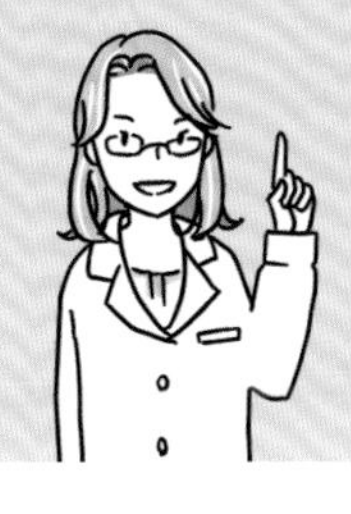

更年期的月經不順

進入更年期後，月經會像青春期初經剛來時一樣，變得不太穩定。不少人都曾遇到「突然來了很多」的情況，這其實是因為女性荷爾蒙分泌減少所造成。不同於青春期，現代女性基本上都相當活躍於職場，所以當這些症狀對日常生活帶來困擾時，務必前往婦科就診，有時透過藥物即可改善。另外，月經不順還有可能是內膜息肉、子宮體癌等隱形疾病所造成，須多加留意。

構造機制

身體不適①

哪些時期容易生哪些病？

子宮相關的疾病與女性荷爾蒙有高度相關

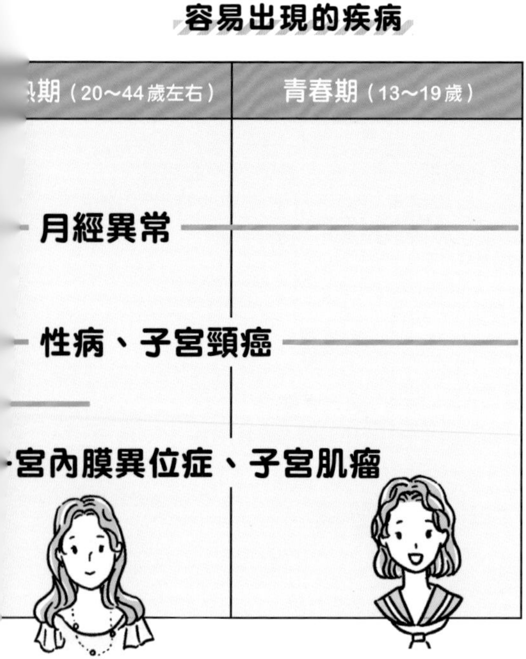

如同前面提到，女性身體深受女性荷爾蒙的影響。子宮肌瘤、子宮內膜異位症都是女性荷爾蒙分泌旺盛的性成熟期容易遇見的疾病，這些疾病會隨停經而緩解。另外，目前普遍認為，只要荷爾蒙持續分泌，月經伴隨的症狀（月經困難症、經前症候群等）就不會停止。

不過，**子宮體癌、乳癌卻是會隨更年**

容易出現的疾病

熟期（20～44歲左右）	青春期（13～19歲）
月經異常	月經異常
性病、子宮頸癌	性病、子宮頸癌
子宮內膜異位症、子宮肌瘤	

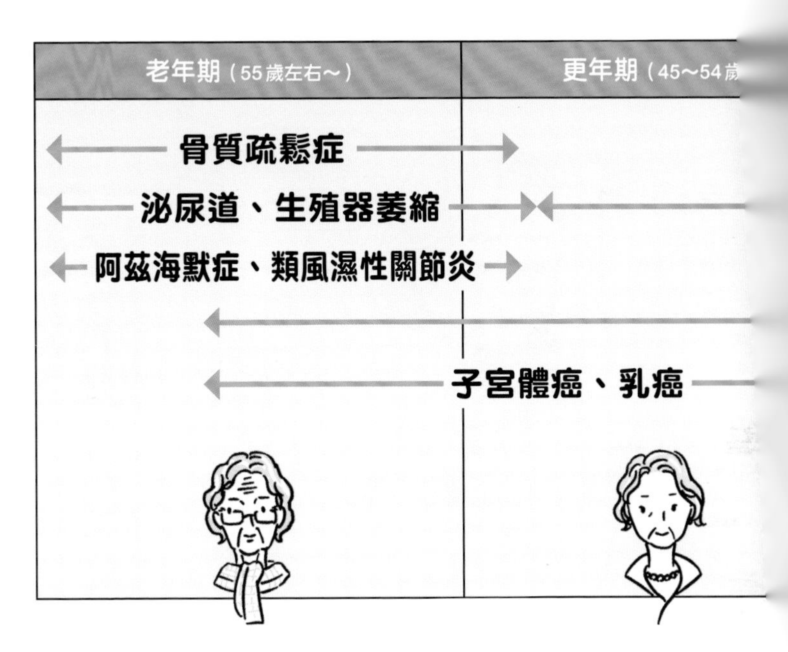

期女性荷爾蒙減少而出現的疾病。另外，造成性病和子宮頸癌的病毒雖然與女性荷爾蒙沒有相關，但這些都是會透過性行為感染的疾病。無論是年輕人或老年人，只要有性行為就必須多加留意。還有，**一旦邁入老年期，女性荷爾蒙的減少也可能引發骨質疏鬆症，出現泌尿道、生殖器萎縮等情況。**

如果是因為荷爾蒙變化，造成婦科相關的不適，可以透過服用低劑量避孕藥來改善。此外，更年期的各種症狀也能藉由荷爾蒙補充療法獲得緩解。盡力避免女性荷爾蒙遽減，再透過持續補充荷爾蒙的方式，緩解不適症狀。詳細內容請參照P134。

構造機制

身體不適 ②

想讓子宮自力常保健全是很難的！

子宮護理要保持平常心就像去內科或牙科看診一樣！

如果每次月經來都必須吃止痛藥，就該去看婦科醫生！

是不是該去看醫生呢～
只要有健保給付，看醫生絕對更經濟實惠！

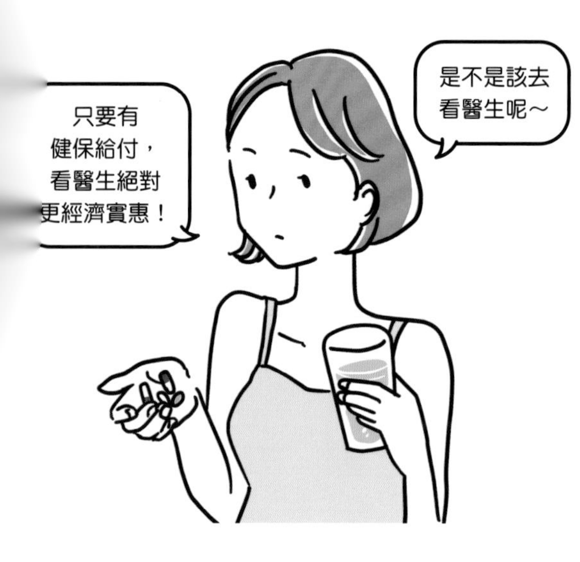

性、生理期、懷孕、不孕……或許正因為與女性的生活型態息息相關，才令人難以啟齒。不過，正如前面所述，我們能**藉由調整女性荷爾蒙，改善子宮相關的不適症狀**。請各位不要猶豫，推開婦科診間的門扉吧。即便治療方式僅開立止痛藥，搭配健保絕對會比自行購買成藥來的經濟實惠。

怎麼做能讓自己看婦科時更放鬆？

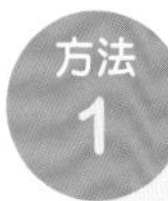

穿著裙子、襪子前往

如果需要檢查陰道口，就要坐上形狀很像躺椅，名為內診台的檢查設備，彎起膝蓋，將雙腳張開。穿著褲裝或褲襪前往時，必須全部脫掉才有辦法檢查，所以會建議改穿裙子或一般襪子，省去穿脫動作，也能減少壓力。

記錄月經週期、基礎體溫

婦科問診時會確認的內容，包含了初經年齡、月經週期、經血量、疼痛程度、有無性經驗等。最好能夠事先記錄下來，以防突然被問到時不知該怎麼回答。另也建議記錄3個月的基礎體溫（→P154）。

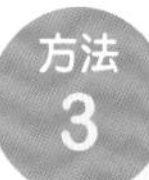

可先從網路或致電諮詢個人需求

希望給女醫師看診、不想跟孕婦待在同個候診區，這些都是婦科就診時常見的個人需求。各位可先從診所網站查詢，沒有相關說明的話，不妨打電話詢問。

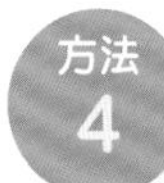

被人看下面雖然很害羞……可是別擔心！

會覺得不好意思很正常，但醫生是專業人士，檢查時不會帶有情色眼光。請各位相信醫生，才能解決對於身體不適的擔憂。

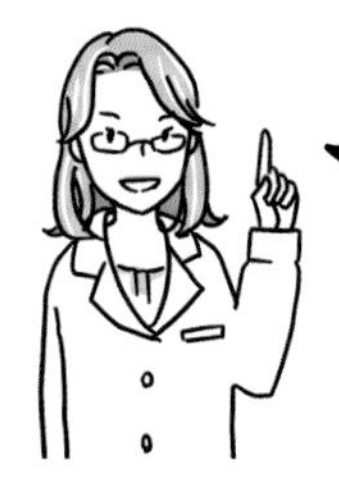

面對女性才有的煩惱，各位可能會認為：「因為大家都是這樣忍著不說啊……」但說不定其他人的症狀都比你輕微許多。只要自己覺得不舒服，甚至因此感到煩惱時，就該尋求婦科的協助。

別被迷信牽著走！❷

「陰道訓練」能讓男生「很性福」！
→不見得所有男生都會喜歡！

能改善鬆弛的「陰道訓練」曾經是很熱門的話題，因為這樣能夾緊男性的生殖器。要先跟各位聲明，目前並無證據顯示陰道鬆緊度和男性快感有相關，但據說女性會較容易達到性高潮。

這裡所說的「陰道訓練」，其實是指針對附著於骨盆底部，也就是骨盆底肌群的鍛鍊。舉例來說，當我們舉高手臂，就能伸展訓練背肌，所以便有人認為，「試著拉提陰道」的話，應該也能鍛鍊陰道。

若要說這個陰道訓練毫無幫助倒也不盡然，因為它確實能改善漏尿或尿失禁。很多人都會以為，隨著年齡的增長才會出現漏尿、尿失禁，但其實女性在懷孕期間或生產過程也會因為骨盆底肌群受到拉扯，甚至因此破損而出現上述情況，所以各位要有個認知，陰道訓練不只是為了男性，對於自己的健康也很有幫助。

甚至有人宣稱，陰道訓練能減肥及增加女性荷爾蒙呢。

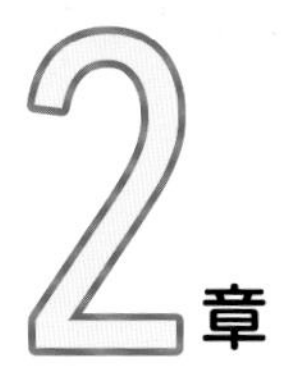

章

子宮的不良狀況與疾病

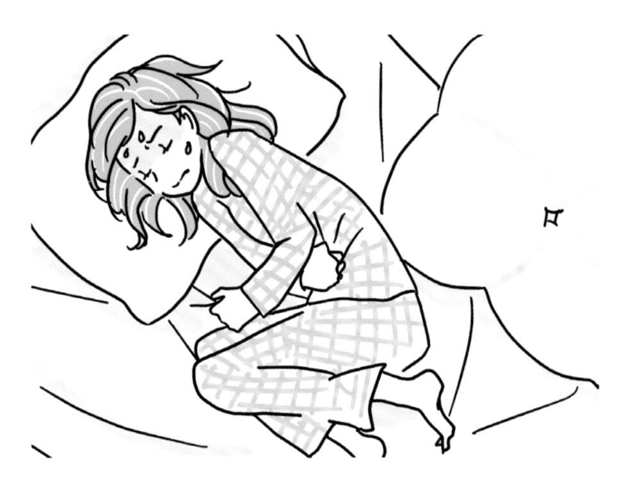

如果只是當成平常會有的不適，
那麼發現時可能已經罹病多時。
很多疾病我們自身難以察覺，
所以要了解疾病會有的症狀，才能及早發現。

疾病徵兆

子宮不適①

女性才有的痛，是子宮或身體發出的SOS

讓人難受的經痛、排卵痛說不定是因為疾病造成

大多數的女性可能都會對於經期間的不適，例如下腹痛（也就是經痛）、腰痛、頭痛、噁心感、貧血、食慾不振、心浮氣躁等諸多症狀感到煩惱，卻又覺得無可奈何。但是，如果強忍著月經帶來的痛苦、不舒服，很有可能讓疾病因此惡化。經痛可透過服用止痛藥、中藥、低劑量避孕藥的方式加以緩解。當

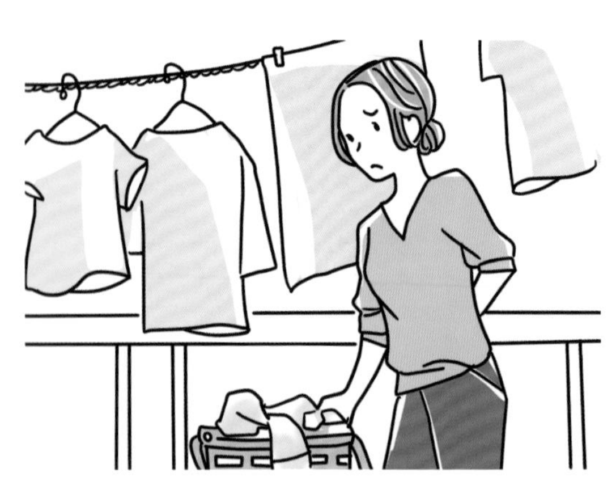

不舒服千萬別忍耐！

如果是在經期以外的期間出現難以忍受的頭痛、腹痛，大家應該都會懷疑是否生了什麼重病。各位要自覺不舒服、疼痛的情況「並不正常」，甚至思考是否為子宮或卵巢相關疾病。

疼痛可能是疾病徵兆！

切勿把伴隨疼痛的不適症狀視為「理所當然」、「只能忍耐」，必須前往婦科就診，找出原因。

下腹痛	子宮肌瘤（→P64）、子宮頸癌（→P68）、子宮體癌（→P70）、子宮內膜異位症（→P72）、子宮頸炎 子宮內膜炎（→P78）、性病（→P80）、卵巢瘤（→P94）、卵巢癌（→P100）、子宮外孕
腰痛	子宮肌瘤、子宮體癌、子宮內膜異位症、子宮頸炎、子宮內膜炎、子宮脫垂（→P82）
性交疼痛	子宮體癌、子宮內膜異位症、性病、陰道乾燥（→P104）、陰道發炎、外陰炎
排便疼痛	子宮內膜異位症

經痛痛到需要吃止痛藥，痛到會影響日常生活的話，就表示罹患了「月經困難症」。如果疼痛時間很長、程度變嚴重，甚至會突然疼痛的話就必須非常注意。不少女性都會有經痛、腰痛一起來的煩惱，**這時必須懷疑是否為子宮內膜異位症或子宮肌瘤所造成**。

女性常有的煩惱中，也包含了便祕。原因可能是飲食、運動不足、壓力，但其實月經快來時，黃體素分泌增加也會使腸道蠕動變差，引起便祕。建議各位重新審視生活習慣，做點運動或按摩，促進自然排便。另外，女性還相對容易泌尿道感染及膀胱炎。一旦出現跟平常不太一樣的症狀，就該前往就診。

疾病徵兆

子宮不適 ②

不要忽略了非經期的不正常出血

停經前月經會變得不規律很難跟出血作區分

如果陰道、子宮、外陰部在非月經期間有出血情況，即稱為「不正常出血」。介於兩次月經期間的「排卵期出血」是因為黃體素不足所致，出血量不多，無需太過擔心。另外，荷爾蒙失調引起的「機能不良性出血」常見於青春期荷爾蒙不穩定的階段，以及更年期停經前後，如果出血量不多，同樣無需過度擔心。不過，我們無法

好好掌握月經週期

想要判斷是否為不正常出血，就必須掌握自己的月經週期，這也是及早發現疾病的重要關鍵。各位可以記在筆記本、月曆或是使用手機APP。

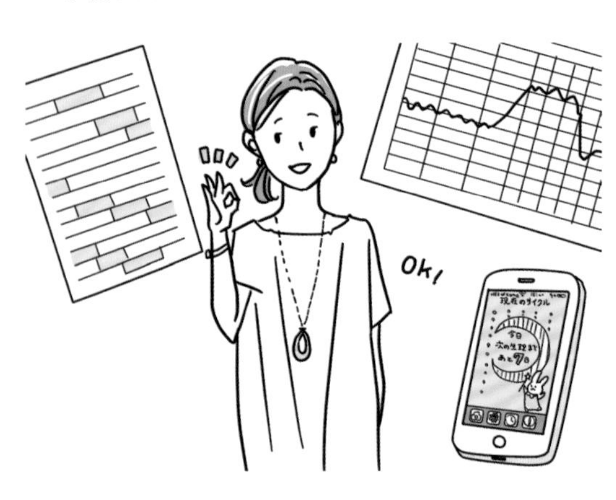

這些都是會伴隨出血的疾病！

不正常出血是能夠自我察覺子宮或陰道有無潛藏疾病的指標。非經期期間或性交後如果會出血，就要懷疑是否罹患下述疾病。

- **子宮肌瘤**→P64
- **子宮頸癌**→P68
- **子宮體癌**→P70
- **子宮內膜異位症**→P72
- **子宮頸息肉**→P76
- **子宮頸炎／子宮內膜炎**→P78

還有這些

子宮頸陰道部糜爛（或稱子宮頸糜爛）：子宮入口處看似紅腫，或實際出現發炎腫脹情況。

子宮外孕：受精卵著床於子宮之外，繼續生長構成懷孕。

細菌性陰道炎／非特異性陰道炎：陰道、外陰部出現細菌發炎，或是穿著內褲、使用肥皂引發皮膚炎。

自行判斷究竟是「排卵期出血」、「機能不良性出血」，還是「不正常出血」，所以不要自己當醫生，保險起見還是要前往看診。

子宮、陰道相關疾病的症狀包含了不正常出血。**性交後如果會出血，就必須懷疑是否為子宮頸糜爛、子宮頸息肉或子宮頸炎**。另外，子宮體癌也有可能不正常出血，**當白帶夾雜著血呈現茶褐色或粉色時，就要懷疑是否為子宮頸癌**。

尤其是月經在停經前後會變得很不規律，女性本身很難區分是月經還是疾病造成的出血，一旦持續出現不規則出血時，就該前往婦科接受檢查。

總而言之，停經後的不正常出血務必多加留意，千萬不要忽視它。

漏尿、頻尿、尿失禁等惱人的如廁問題

年齡增長、生產都會使骨盆底肌衰弱

骨盆底肌位於骨盆底部，是包覆於尿道、陰道、肛門周圍的肌群。小小的肌肉會形成網狀結構，支撐著膀胱和直腸，透過收縮變化來控制排尿及排便。對女性而言，骨盆底肌還額外支撐著子宮、卵巢等男性沒有的器官。

骨盆底肌跟身體其他肌肉一樣，會隨年齡增長逐漸衰弱。生產是對骨盆底肌

來做「陰道訓練」吧！

想要預防骨盆底肌肌力衰弱，不妨在平常試試一次只要幾分鐘的「陰道訓練」，避免自己出現排尿困擾！

全身放鬆，試著將陰道、肛門朝肚子收起！！收緊並維持5～10秒鐘。每回重複10次，可反覆進行數回。

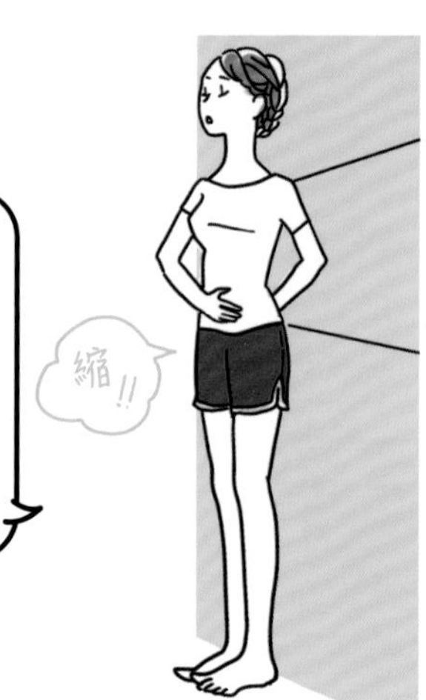

會不斷衰弱的骨盆底肌

當支撐骨盆內器官的力量衰弱，除了會引發排尿問題，子宮也會失去支撐，出現子宮脫垂（→P82）等症狀。

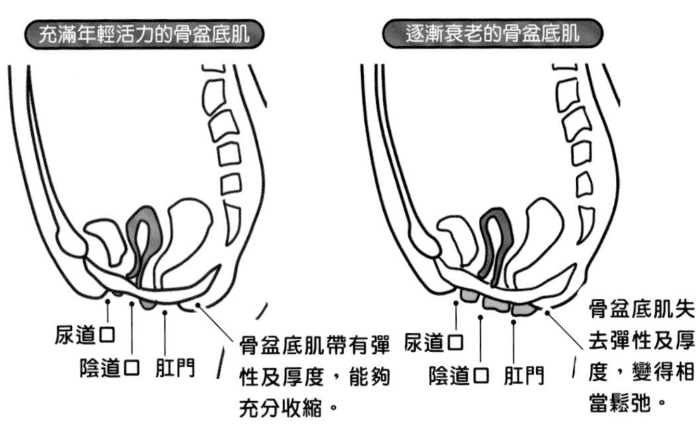

造成傷害最大的主因，但其實日常生活中仍潛藏著許多導致骨盆底肌衰弱的原因。因為便祕長時間施力、除草時打噴嚏的姿勢、束腹緊繃壓迫、花粉症或氣喘造成的噴嚏與咳嗽。如果平常就有這些**會造成腹壓過度增強的習慣，對骨盆底肌也將帶來負荷，使其提早衰弱。**

漏尿、頻尿等如廁問題是骨盆底肌衰弱會引發的最典型症狀。膀胱充滿尿液時會透過收縮擠壓出尿液，接著，能夠收緊、鬆弛尿道的尿道括約肌會鬆開尿道口，將尿液排出。一旦支撐尿道的骨盆底肌衰弱，就會造成漏尿。只要平常多注重骨盆底肌，將可避免肌力隨年齡退化，常保年輕活力。

疾病徵兆

更年期症狀

停經前後身體會遇到的「更年期」煩惱

女性荷爾蒙的雌激素驟減

月經結束稱為停經，日本女性的平均停經年齡為50歲。當女性邁入停經前後的45～55歲，也就是所謂的更年期時，卵巢功能衰退會使女性荷爾蒙的雌激素分泌急速減少。腦部會對卵巢釋放促進排卵的荷爾蒙，**一旦卵巢衰弱，就算受到刺激也難以分泌出足量的雌激素，使荷爾蒙失調，造成身心不適。**

更年期會出現的各種身心不適統稱為

究竟什麼是更年期？

一般會將停經前後的5年，總計10年期間稱作更年期。無論是否出現更年期特有的不適症狀，更年期都是每位女性必經的人生階段。

更年期的不適症狀與程度會因人而異。

停經前後會有的不適

卵巢在快要停經時會減少女性荷爾蒙的分泌，且伴隨諸多身體功能上的不適。

常見的不適症狀

- 身體發熱、臉部發熱、冒汗
- 頭痛、腹痛
- 肩頸僵硬、背痛、腰痛
- 手指僵硬、關節疼痛
- 頭暈目眩、起身暈眩
- 肌膚乾癢
- 失眠、睡眠品質不佳
- 私密處乾癢
- 煩躁、情緒低落、抑鬱感
- 倦怠、容易疲累 等

更年期障礙，常見症狀包含了身體發熱、臉部發熱、發冷、冒汗、肩膀僵硬等，這些症狀何時出現、嚴重程度完全因人而異。一般來說會先開始出現月經不順，當月經週期或經血量改變，基本上都會伴隨身體發熱、臉部發熱、冒汗等熱潮紅症狀，失眠、感到不安的情況也相當普遍。

剛開始可能會因為各種不適症狀而煩惱，接著身體將慢慢適應荷爾蒙的改變，更年期障礙也會漸趨穩定。各位不妨將更年期視為人生的重要轉折階段，重新審視生活，休養生息，提高自己的健康意識。

沒有正確答案和最佳範例！這就是真正的停經

多樣的停經型態與更年期的到來

停經沒有具體的準則及正確答案，每個人遇到的情況絕對都不一樣，所以無法告訴妳「幾歲會停經」、「停經會出現哪些症狀」。性格、體質、環境、體力、對女性荷爾蒙的感受度、抗壓性的差異，會讓女性的停經模式及更年期不盡相同。

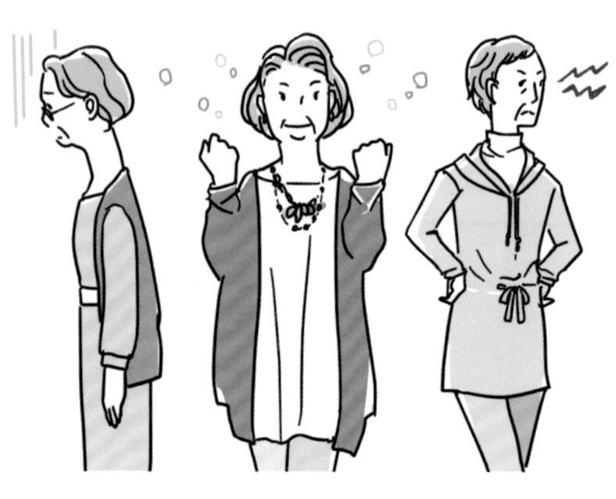

每個人的停經過程、症狀都不同

多數女性約莫會在50歲停經，但有些人可能40歲以前就持續停經一年以上，稱為早期停經，還有些人則是因為需要治療某些疾病，決定在停經前手術摘除卵巢，這也會構成停經。

並非所有人都會在停經前後會出現更年期障礙的身心不適症狀。有些人即使不舒服，還不至於影響社交生活。這是

如何度過更年期

除了要有規律的生活、充足的睡眠，還可以搭配下面幾個項目。

項目 1 **調整飲食**

用餐時避免攝取過量的碳水化合物、鹽分、膽固醇，積極攝取含有鈣、維生素D、蛋白質等，有助骨骼、牙齒與肌肉生成的食物。

項目 2 **適度運動**

隨著女性荷爾蒙的減少，可能會出現肥胖、生活習慣病、骨質疏鬆等症狀。若要預防上述症狀，每天活動筋骨就顯得非常重要。

項目 3 **找到紓壓方法**

隨著孩子的成長，家中環境或經濟情況可能會出現變化，壓力也會跟著累積。這時不妨培養運動、外出、欣賞電影或舞台劇等能讓情緒緩和的興趣。

因為每個人所處的環境、體質、抗壓性、身體對女性荷爾蒙的感受度等諸多要因都不盡相同，但跟是否有過生產經驗並無相關，所以，也可以把有無更年期障礙視為每個人的性格。

最近的女性雜誌經常出現「前更年期」（pre-menopause）一詞，但其實醫療現場並沒有這樣的用法。**當各位在30多歲出現不適症狀，基本上可以懷疑是否為壓力或其他疾病所造成。**

無論身心是否出現不適症狀，停經對女性而言都是個非常重要的轉折。各位不妨安排個健檢，讓自己接下來能夠愉快度過健康人生，這更是掌握身體狀態的絕佳機會。

疾病徵兆

女性荷爾蒙變化

雌激素減少會影響健康及容貌

罹患骨骼、心臟、血管相關疾病的風險增加

進入更年期後，卵巢分泌的女性荷爾蒙，也就是雌激素分泌量會驟減。雌激素有個非常重要的功能，那就是讓濾泡生長，使子宮內膜變厚，營造一個容易懷孕的環境。但其實雌激素還能讓女性的體態豐潤，充滿女人味、肌膚和毛髮保有潤澤感、強健骨骼、讓血管及心臟處於健全狀態，對於整體健康而言，是

雌激素是「女人味」的來源

圓潤的體態、充滿潤澤感的肌膚和毛髮、年輕有活力的聲音……這些女性特質都要歸功於雌激素。

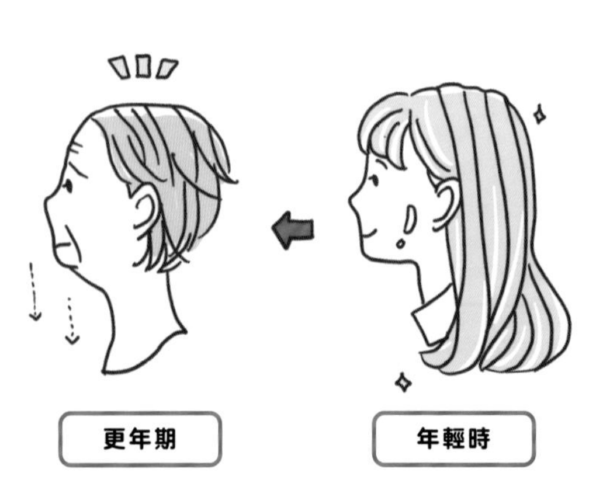

雌激素減少的罹病風險

雌激素減少不只會引發皮膚、骨骼、血管相關疾病，荷爾蒙分泌失調也會對自律神經運作造成影響。

容易罹患的疾病

○ 骨質疏鬆症	更年期之後的骨質密度會急速下降，骨骼變得脆弱，只要稍微跌倒就有可能骨折。
○ 高血脂	血液中的膽固醇會隨女性荷爾蒙的減少而提高，當血管硬化，就容易形成栓塞，變得相當脆弱。
○ 自律神經失調	人體無法透過自律神經運作順利調節體溫，以致出現熱潮紅、冒汗、心悸、喘不過氣、暈眩等症狀。

個不可或缺的角色。

其中，骨骼與女性荷爾蒙有著緊密關係。女性荷爾蒙和骨骼代謝有著高度相關，能維持人體骨量。不過，**女性荷爾蒙在停經後會減少，骨骼形成和鈣吸收因此失調，使骨骼突然變得脆弱，也就是骨質疏鬆症**。女性只要跌倒，就可能因此骨折、爬不起身，甚至脊椎變形。

另外，雌激素減少還有可能導致膽固醇攀升、降低血管彈性，罹患高血脂、高血壓的機率將因此增加。這時動脈硬化可能會變嚴重，甚至引發狹心症、心肌梗塞。這些疾病多半會隨著女性進入更年期，雌激素開始減少的同時默默進展。

40歲以後容易罹患的疾病也不太一樣

一旦體內女性荷爾蒙減少人也會變得容易生病

女性荷爾蒙的雌激素除了影響卵巢之外，也會影響骨骼、血管（→P60）。在停經以前，女性體內許多器官和組織都受到雌激素的保護，但是停經後雌激素分泌量減少，好處也隨之消失。

當女性身體不再受到雌激素等女性荷爾蒙的保護，就很容易出現各種問題。不只是婦科疾病，還包含了高血壓、糖

無論幾歲都該接受「婦科檢查」

定期接受檢查是最輕鬆的自我保護方式。「檢查」能夠及早發現疾病，對於早期治療、儘早恢復更是不可或缺的關鍵。建議各位每年安排一次婦科檢查。

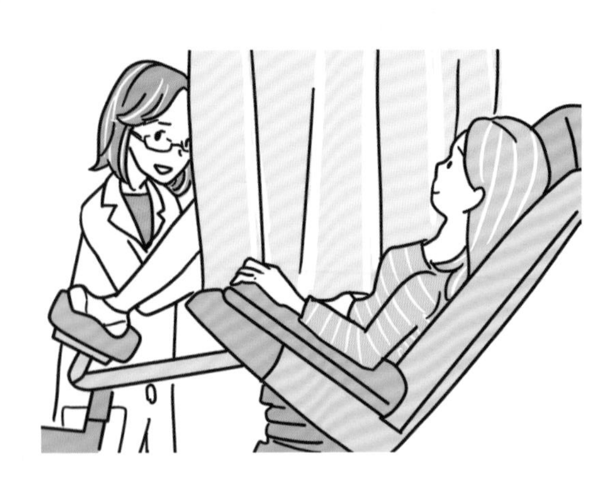

40歲以後該注意的疾病

停經前到邁入更年期後這段期間，
會有哪些容易遇到的疾病？

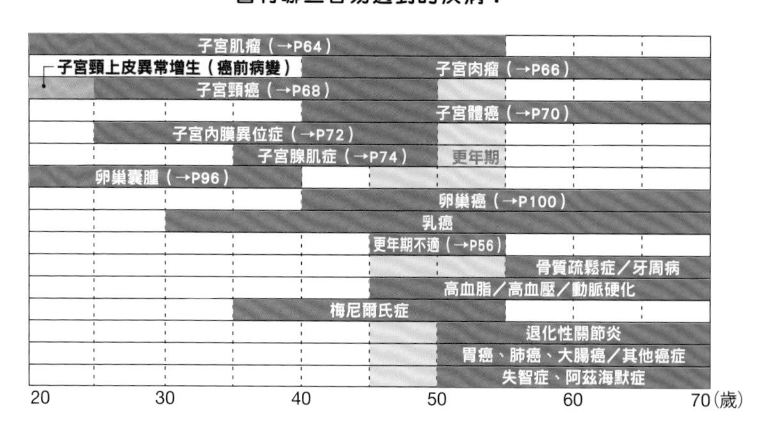

尿病等生活習慣病，體質、基因上有缺陷的部分也會一一浮現。

也因為這樣，**除了骨質疏鬆症、狹心症、心肌梗塞，針對牙周病、眼睛疾病、各種癌症、失智症都必須多加留意。**覺得疲累就要好好休息，不要忽略身體不適，每年安排一次健檢，徹底做好健康管理。

當我們從更年期邁入老年期，如何正向接受老化非常重要，因為這樣才能身心愉快、生活幸福。不要把所有事情都歸咎於「年紀惹的禍」，一旦身體出現狀況，就該前往醫院治療、注重飲食、享受興趣、搭配適度運動，積極維持自己的健康狀態。

子宮肌瘤

○長在子宮肌肉的良性腫瘤

主要症狀

大量經血、經期長、不正常出血、經痛、
貧血、下腹腫脹、便祕、頻尿、
白帶異常、流產、不孕等。

也有很多人完全沒有症狀。

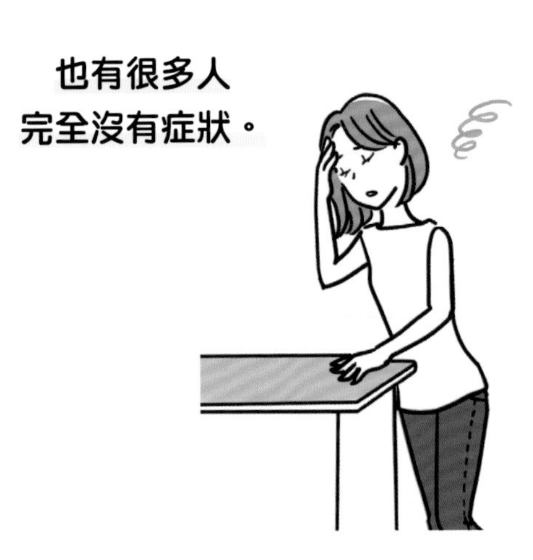

40歲以上女性每4人就有1人患有子宮肌瘤

子宮肌瘤，是指部分子宮肌肉長出如硬瘤般的腫瘤，在婦科疾病中最為一般常見。子宮肌瘤基本上都是良性，小可以像飯粒這麼小，大則會長到人的頭那麼大。**小顆子宮肌瘤沒有任何症狀，所以多數人不會察覺**，但其實40歲以上的女性每4人就有1人患有子宮肌瘤。

初經前和停經後的女性不會長子宮肌

子宮肌瘤種類

可依形成位置分成三大類。
若同時出現在兩個以上的不同位置，則稱作「多發性子宮肌瘤」。

○ 子宮漿膜下肌瘤

長在包覆子宮表面的漿膜下，並朝子宮外側生長變大，就算觸摸得到腫塊，也不太會有症狀。

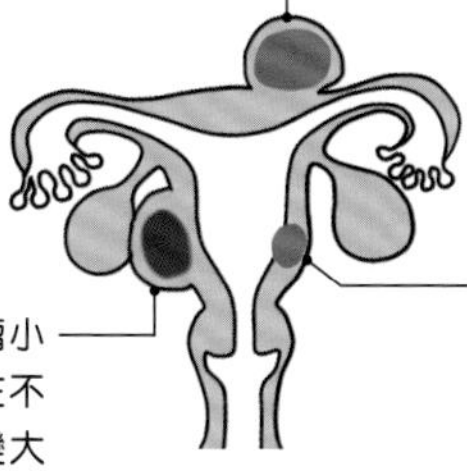

○ 子宮黏膜下肌瘤

由子宮內膜下層往子宮內側生長變大。即便小顆也會帶來大量經血，症狀最為明顯。

○ 子宮肌層間肌瘤

長在子宮肌肉裡，如果肌瘤小顆不會有症狀，卻可能會在不知不覺間愈變愈大。一旦變大會影響內膜，妨礙子宮收縮，造成月經過多。

瘤，好發年齡介於30～40歲間，目前已知成因跟卵巢分泌的雌激素有關。停經後雌激素減少，肌瘤雖然也會跟著縮小，但有些女性可能會接受使用雌激素的荷爾蒙補充療法，以治療更年期障礙，那麼肌瘤就會因此變大。

肌瘤可依形成的位置分為「子宮肌層間肌瘤」、「子宮漿膜下肌瘤」、「子宮黏膜下肌瘤」，也有可能多處同時出現，形成「多發性子宮肌瘤」。即便得知自己長了肌瘤，只要沒有症狀，或是症狀輕微，不會對日常生活帶來困擾的話，那麼定期追蹤即可。

然而，若發現肌瘤變大、症狀變嚴重，就必須接受治療，切勿放任不管。

從症狀判斷

子宮疾病②

子宮肉瘤

○與子宮肌瘤極為相似的「惡性」腫瘤

發生頻率極低
卻難以早期發現

子宮肉瘤好發於40～60歲女性，是會出現在子宮體的惡性腫瘤。約佔子宮體惡性腫瘤的8%（2004年統計），不太常見。與從子宮內膜腺長出的子宮體癌相比，子宮肉瘤是由非子宮內膜腺的組織構成，所以兩種疾病完全不同。

子宮肉瘤可依生長的組織位置分成三大類。最常見的是「癌惡性肉瘤」，其

主要症狀

症狀跟子宮肌瘤相似→P64

如果懷疑自己得了子宮肌瘤，
就不能排除子宮肉瘤的可能性，
務必積極接受檢查！

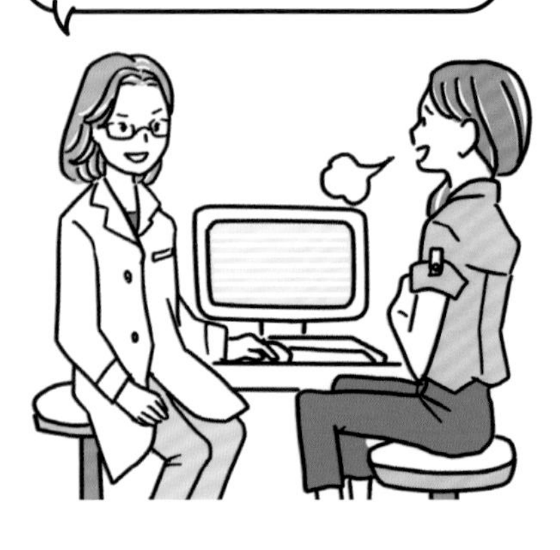

子宮肉瘤種類

可依腫瘤化的細胞分成三大類。常見類型依序為癌惡性肉瘤、子宮平滑肌肉瘤、子宮內膜基質肉瘤，另還有極為少見的腺肉瘤。

○ 癌惡性肉瘤

子宮腔朝內長出腫瘤，好發於60歲以上的女性。早期可能會出現不正常出血，有時也能透過子宮內膜檢查判定出惡性肉瘤。

○ 子宮平滑肌肉瘤

長在子宮體內子宮肌層的腫瘤，好發於50～55歲女性。多半是將切除的子宮肌瘤進行病理檢驗後才會發現。

○ 子宮內膜基質肉瘤

長在子宮體內子宮內膜的腫瘤。可細分成常見於40多歲女性的低惡性度子宮內膜基質肉瘤，以及常見於停經後的高惡性度子宮內膜基質肉瘤。

次為「子宮平滑肌肉瘤」、「子宮內膜基質肉瘤」。一般會根據腫瘤細胞發生的位置、組織狀態來區分，每個分類的疾病進程、臨床期別、治療方法也不同。

子宮肉瘤跟其他惡性腫瘤一樣，可能是因為某個基因突變所引起，但因為發生頻率極低，所以目前尚未建立標準的治療模式。**如果出現月經過多、月經異常、停經後或非月經期間出現不正常出血就該盡快就醫**，才能早期發現、早期治療。

另外，一般很難辨別子宮肉瘤和子宮肌瘤，如果自己為子宮肌瘤患者，停經後腫瘤卻有變大趨勢的話，就要非常注意，建議定期接受檢查。

從症狀判斷

子宮疾病③

子宮頸癌

○在子宮入口處生成的癌症

主要症狀

不正常出血、性交時或性交後出血、下腹痛、腰痛、白帶異常、血尿或血便等

早期不太有明顯症狀。

發病初期幾乎不會有自覺症狀。

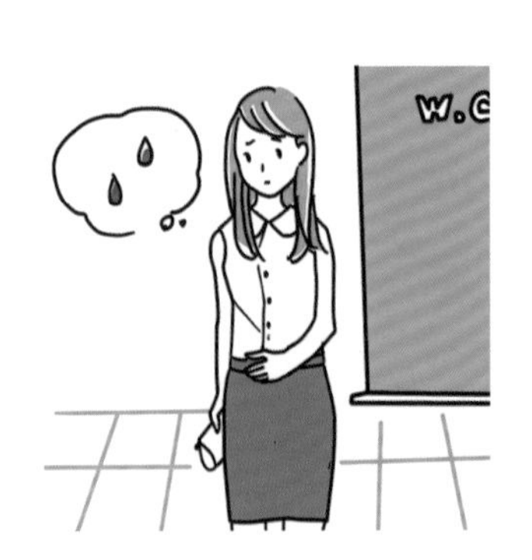

性交造成病毒感染

子宮頸癌是在子宮入口處，也就是子宮頸生成的癌症，初期難有自覺症狀，但只要接受檢查，便可提高及早發現的機率。

子宮頸癌是由人類乳突病毒（HPV），特別是感染第16型和第18型HPV所造成。感染途徑為性接觸，就算陰莖未插入體內、使用保險套也都有可能感染。即便感染人類乳突病毒，我

子宮頸癌的形成位置

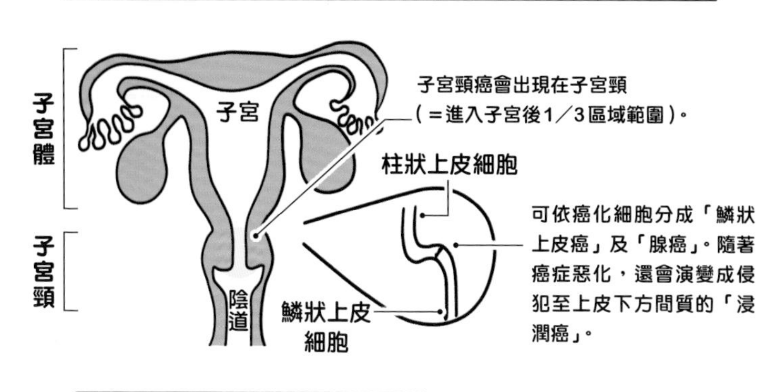

什麼是子宮頸上皮異常增生？

演變成癌症前的狀態，經過此階段後才會發展成癌症。能在這時發現的話，治療上會較為輕鬆。

們多半能透過自己的免疫系統將病毒自然排出體外，但如果無法順利排出，持續處於感染狀態，將可能演變成癌症。

變成子宮頸癌前，會先進入「子宮頸上皮異常增生」的癌前病變階段。子宮頸表面接近陰道處覆蓋著鱗狀上皮細胞，接近子宮體處則覆蓋著腺上皮細胞。兩種上皮細胞的交界處會因為發炎、荷爾蒙作用遭到破壞、移行。這時會使致癌因子作用，細胞也會「異常增生」。只要透過檢查，就能察覺異常。

另外，為了預防HPV感染，日本地方政府會針對小六至高一的女學生推行定期疫苗接種，並建議持續施打至45歲。

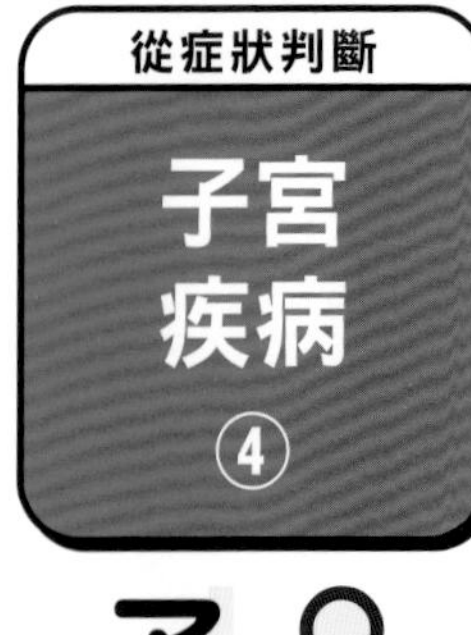

○發生於子宮體內膜 子宮體癌

主要症狀

不正常出血、白帶異常、下腹痛、性交疼痛、腰痛、腹脹、發燒等。

最常見的自覺症狀為出血。停經後若有出血就要特別留意！

停經前後要要多留意！子宮內膜增生可能致癌

子宮體癌會發生在覆蓋著子宮體內側的內膜，是歐美最常見的婦科癌症。在日本的好發率雖然沒有子宮頸癌高，但可觀察到有逐漸增加的趨勢。

子宮內膜會隨著女性月經週期變厚，排卵後只要沒有懷孕，就會剝落形成月經。只要月經週期規律正常，即便內膜出現癌化，也會隨著月經流出體外，所

與子宮頸癌的差異

不只是發生位置有差異，就連發病原因、好發年齡、容易罹患的對象特徵，甚至檢查與治療方式都完全不同。

	子宮頸癌	子宮體癌
原因	人類乳突病毒（HPV）	子宮內膜異常
自覺症狀	初期無自覺症狀	不正常出血
年齡	20歲後半～40多歲	50～60多歲
易罹病對象	多次懷孕、生產 有過性經驗 吸菸者	無懷孕、生產經驗且過了更年期的女性 月經不順、排卵功能障礙者
癌前病變	子宮頸上皮異常增生	子宮內膜增生
癌症檢驗	日本各城市鄉鎮提供20歲以上女性相關檢查	對於無症狀者而言，較難透過檢查發現

以不會演變成癌症。不過，如果即將邁入停經，或是月經不順影響卵巢作用的話則無法正常排卵，經期也會跟著變亂。當子宮內膜不斷增生，將會構成疾病，還有可能發展成子宮體癌。

子宮內膜增生演變成子宮體癌好發於40～50歲女性身上。子宮體癌與排卵、荷爾蒙狀態並無相關，所以也蠻常見於60歲以上的女性。以症狀來說，**基本上都會從初期階段開始出現不正常出血的情況，即便是少量的不正常出血也要留意，並前往婦科就診。**年輕時若有月經不順的問題切勿放任不管，應安排就醫檢查。

子宮內膜異位症

◯子宮以外的地方出血

主要症狀

經痛、下腹痛、腰痛、性交疼痛、排便疼痛、不正常出血、經血量多、經期長、貧血、腹瀉、便祕、不孕等。

常見症狀為疼痛及不孕！想生小孩的女性要及早投入治療。

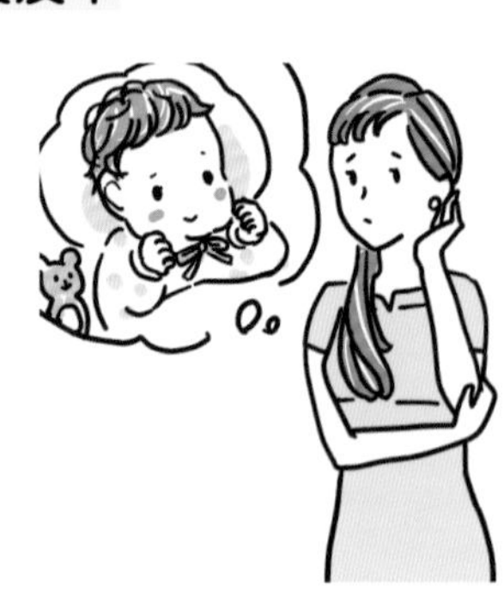

類似子宮內膜的組織在內膜以外的位置增生

有種組織跟覆蓋子宮最裏層的內膜相似，但這個組織長在內膜以外的位置時，就會造成子宮內膜異位症。內膜會隨著女性月經週期變厚，沒有懷孕的話，內膜會連同剝落時產生的出血一起排至體外（月經）。不過，如果是在內膜以外的位置，長出跟內膜很像的組織，便無法跟月經一樣，從陰道排出身

容易發生子宮內膜異位症的位置

特別容易發生於腹膜、卵巢、直腸子宮陷凹，甚至會同時出現在多個位置。偶爾還會出現於肺部、肚臍或腸胃，針對出現在骨盆外的案例會以「腹膜外子宮內膜異位症」作區分。

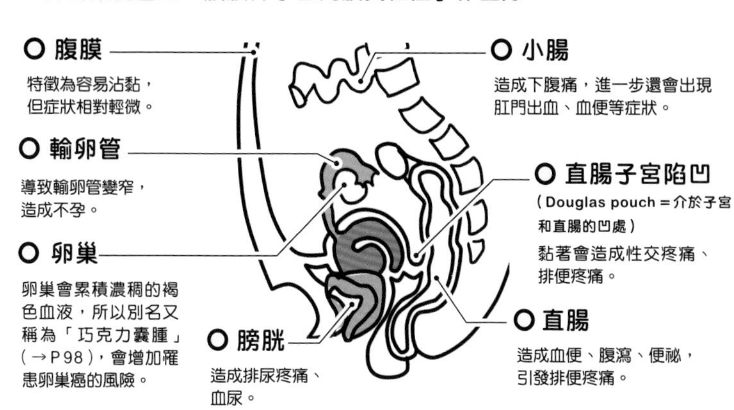

體，所以會出現發炎、沾黏等情況。

目前尚未掌握此疾病的原因，已知會隨一次次的月經變嚴重，對於生產次數少、月經次數增加的現代女性而言，罹患子宮內膜異位症的比例也跟著增加。**月經次數較多的女性會愈明顯，症狀也有可能相對嚴重。**懷孕、生產能讓月經停止，降低發病或變嚴重的機率。

女性經常透過不孕檢查，發現自己罹患子宮內膜異位症。當子宮、卵巢、輸卵管周圍出現沾黏，卵子進入輸卵管的難度就會增加，進而對懷孕造成影響。如果今後有考慮要生小孩，但每次經痛都很嚴重，建議及早檢查並積極接受治療。

子宮腺肌症

○整個子宮或部分子宮腫脹

主要症狀

經痛、經血量多、經期長、骨盆疼痛、貧血、不正常出血等。

月經會伴隨頗強烈的疼痛，甚至在經期結束後持續數天。

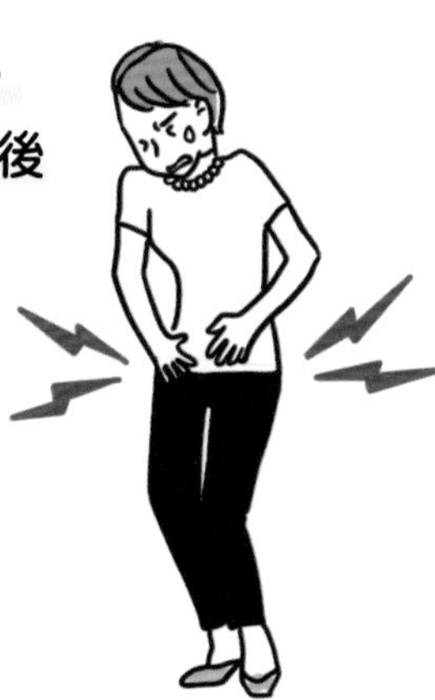

類似子宮內膜的組織在子宮肌層增生

有種組織跟位於子宮裏層的內膜相似，這個組織跟著月經在子宮肌層反覆增生、出血時，就會造成子宮腺肌症。子宮內膜異位症（↓P72）是指類似子宮內膜的組織長在子宮以外的位置，但這裡的子宮腺肌症是指子宮肌肉漲了腫瘤（腫塊）且逐漸變硬，子宮會以腫塊為中心脹大。**子宮腺肌症經常伴隨著子**

罹患子宮腺肌症的子宮

類似子宮內膜的組織潛藏於子宮肌層，不斷增生及出血。病變處會像腫塊一樣變硬，子宮內壁則會以腫塊為中心變厚，撐大子宮。症狀雖類似子宮內膜異位症（→P72），實屬完全不同的疾病。

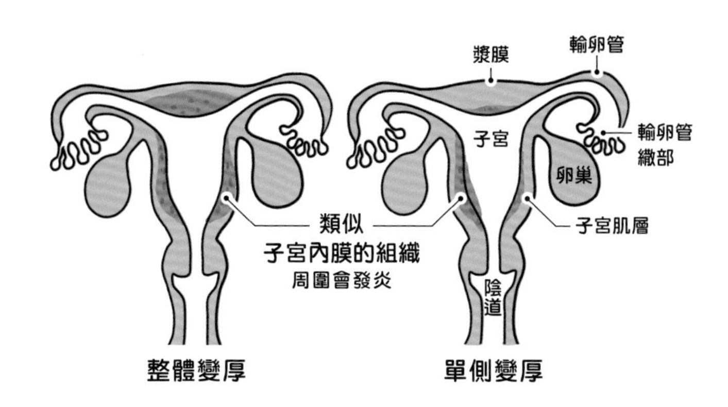

宮內膜異位症出現，症狀包含了嚴重經痛、月經過多等，與子宮肌瘤類似。

子宮腺肌症和子宮肌瘤、子宮內膜異位症一樣，都會受女性荷爾蒙失調影響而惡化，只要停經後病變縮小，疼痛基本上也會跟著消失。當女性荷爾蒙分泌減少，症狀就會緩解這一點則跟子宮肌瘤一樣。但如果是還要很久才會停經的女性，可選擇荷爾蒙治療抑制病況發展，改善症狀，另外也可透過手術切除硬塊組織，或將子宮整個摘除。

想要懷孕的女性務必及早接受治療。子宮腺肌症是能透過治療徹底掌握直到停經的疾病，各位不妨與主治醫師討論，讓生活更加輕鬆愉快。

從症狀判斷

子宮疾病⑦

子宮頸息肉

○長在子宮頸的良性腫瘤

主要症狀

不正常出血、白帶異常、運動或性交後出血等。

幾乎不會出現疼痛或異樣感，但因為息肉質地柔軟，受到運動等刺激後會變得容易出血。

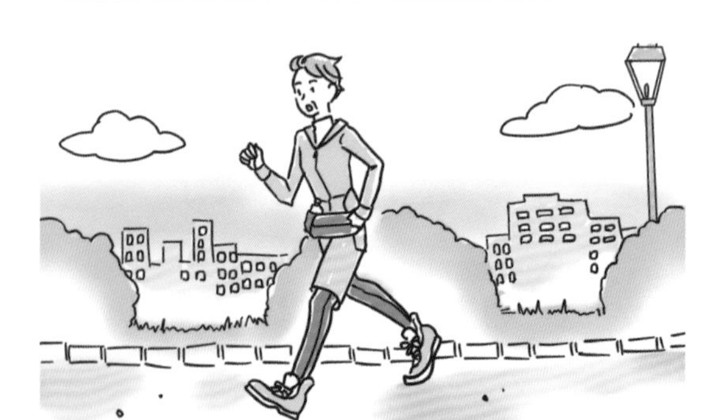

30～40歲生產多次的女性要注意

子宮頸息肉是指部分的子宮頸粘膜增生，形成腫瘤（息肉）。粘膜增生後，會變成一個帶柄狀的突起物，垂出到子宮頸口，多半能在檢查時發現。突起物小則只有數㎜，大可達拇指般大，生成數量從一個到數個不等。

我們尚未釐清為什麼會有子宮頸息肉，但目前猜測細菌感染造成發炎、生

會長子宮頸息肉的位置

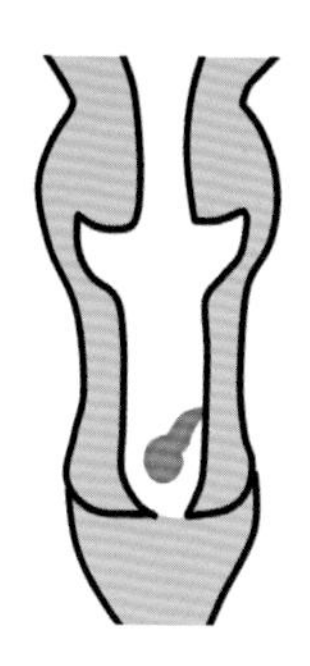

特徵

子宮頸的脂肪增生後，會變成帶柄狀的突起物，垂出到子宮頸口。可透過內診、陰道鏡檢查確認有無息肉。

透過治療就能輕鬆切除！

息肉雖然必須手術切除，
但基本上只需門診手術，手術時間短，當天即可出院。

產帶來的物理性刺激、女性荷爾蒙等因素會與息肉生成有關。

息肉基本上都是良性，所以不用太過擔心，患者本身也不會有疼痛或異樣感。息肉組織柔軟脆弱，容易受損，只要稍微觸摸就會出血，所以患者在性交或劇烈運動後可能因此出血，或是出現白帶增加的情況。當息肉大到一定程度、反覆出現不正常出血的話，就必須透過手術從柄處切除息肉。

切下的息肉會進行病理檢驗，因為有極小機率可能化驗出子宮頸癌等惡性腫瘤。若是在孕期發現息肉，則會根據懷孕週數、息肉大小，決定是要切除？還是繼續觀察？

從症狀判斷

子宮疾病 ⑧

○子宮出現發炎症狀
子宮頸炎／子宮內膜炎

主要症狀

白帶異常、不正常出血、性交後出血、下腹痛、腰痛、發燒等。

生產、流產、墮胎都會造成子宮內膜受損，使抵抗力變差，細菌感染的風險也會因此增加。

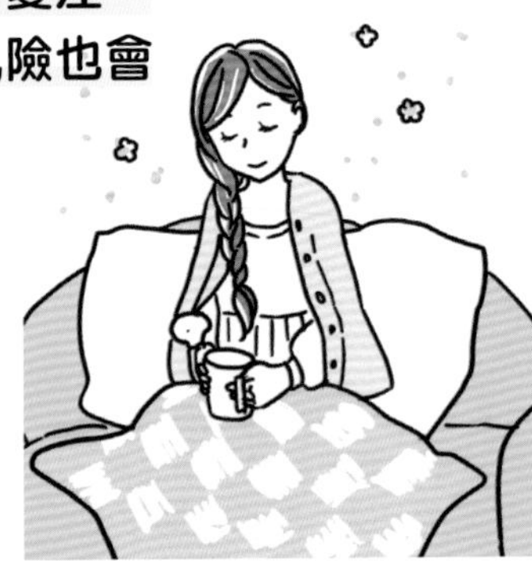

主要是因為細菌感染而發病

子宮頸炎、子宮內膜炎都是因為感染病原菌所引發的疾病，子宮頸發炎稱為子宮頸炎，子宮內膜發炎則是子宮內膜炎。造成感染的病原菌包含了大腸桿菌、葡萄球菌、披衣菌、淋菌等。如果是感染披衣菌、淋菌，那麼多半不會有自覺症狀，一旦疾病慢性化，就可能會造成不孕。另外，罹患子宮頸炎的話，就很容易感染會造成子宮頸癌的人類乳

身體休養、注重清潔

可能引發或有相關性的疾病範例

○ 性病 →P80、108-111

○ 子宮肌層炎

子宮肌層出現發炎症狀。

○ 骨盆腔發炎

骨盆內的器官發炎，連帶覆蓋器官的腹膜也跟著發炎。

○ 輸卵管炎、卵巢炎

細菌或病毒從陰道進入體內，使輸卵管、卵巢發炎。
可能會演變成輸卵管障礙所造成的不孕。

突病毒（HPV）。

有些患者是因為陰道發炎，病原菌蔓延至子宮頸或子宮腹膜引起發炎。有些人則是因為性交感染。生產、流產、墮胎都會造成子宮內膜受損，使抵抗力變差，感染病源菌的風險自然增加，所以務必多加留意。這時需休養身體、注重清潔。

如果放任白帶增加、下腹痛等症狀不管，使發炎範圍擴大，則有可能引發子宮肌層炎、輸卵管炎、卵巢炎，嚴重甚至會演變成骨盆腔發炎。未根治的話則可能變成慢性病，所以就算症狀輕微，也不能自己當起醫生，停止治療，務必遵從醫生指示，持續治療到最後。

性病（STD）

○依細菌種類會出現各種不同症狀

性病＝
「因性行為所感染的疾病」統稱

經由生殖器、肛門，口腔感染細菌或病毒後就會發病。依照疾病種類，感染源與治療方式不盡相同，只要有過性經驗，任誰都可能感染。

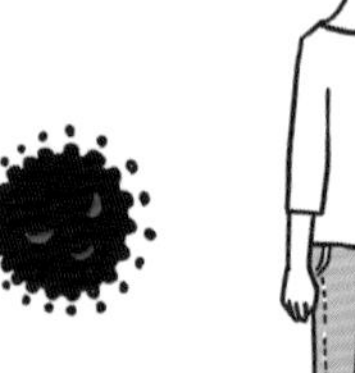

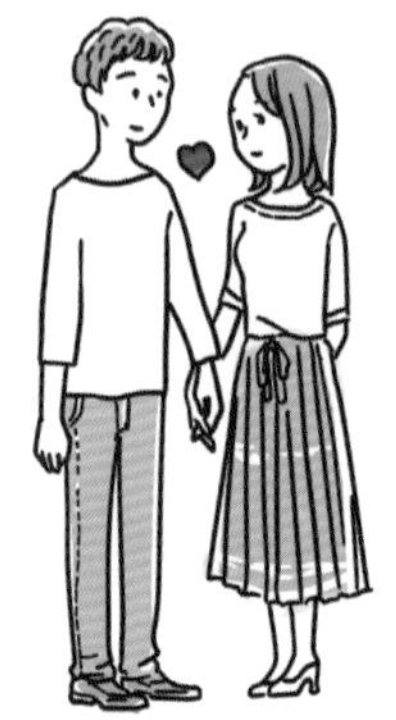

性交使病原菌入侵體內而發病

因性行為所感染的疾病會統稱為性病，英文為Sexually Transmitted Disease，簡稱STD。性病的病原菌非常多，除了在法律上定義為「性病」的淋病、梅毒、性病淋巴肉芽腫、軟性下疳之外，還有愛滋病（HIV）、生殖器披衣菌感染、生殖器皰疹、尖圭濕疣（菜花）、陰道滴蟲感染等。

部分性病透過短時間服藥就能治療，

常見的性病及其症狀一覽表

生殖器披衣菌感染	感染砂眼披衣菌（Chlamydia trachomatis）所引發的疾病。幾乎沒有自覺症狀，一旦出現沾黏，就會造成不孕或腹痛。
淋病	感染淋菌所引起，基本上沒什麼症狀，有時可能會出現白帶增加、外陰部發癢等情況。
梅毒	致病原為梅毒螺旋菌，置之不理會愈來愈嚴重，全身器官皆出現症狀。
愛滋病（HIV）	感染HIV病毒所引起，經過長達5～10年的潛伏期，發病為後天免疫缺乏症候群（AIDS）。
生殖器疱疹	感染單純疱疹病毒所引起。外陰部會長出飯粒般大小的水泡，一旦破掉就有可能潰瘍。
陰道滴蟲感染	鞭毛滴蟲寄生會引起的疾病，使外陰部及陰道發炎、發癢，還會出現有腥臭味、泡沫狀的黃色白帶。

但有些性病卻容易併發其他傳染病，有時還需要動手術，甚至會造成不孕，要多加留意。不少性病就算感染也難以立刻察覺，致病病原菌的潛伏期長短不一，有時還會在生殖器之外，例如皮膚、嘴唇、肛門、喉嚨等位置長出疹子。

萬一沒發現自己感染性病，還有可能不慎傳染給別人。當自己有過性交等可能染病的經驗，且事後發現白帶跟平常不太一樣、出現發癢、發疹等症狀時，就要立刻就醫檢查。屆時也要請另一半一同接受檢查或治療。

此外，避免與不特定多數人從事性行為、正確使用保險套、做好各種預防措施也是非常重要的喔！

從症狀判斷

子宮疾病 ⑩

子宮朝陰道垂下

子宮脫垂

主要症狀

白帶異常、不正常出血、性交後出血、下腹痛、腰痛、發燒等。

大腿間會有夾著異物的不適感，或是出現坐在球上的感覺。

容易出現在工作久站、平常需拿重物的女性身上！

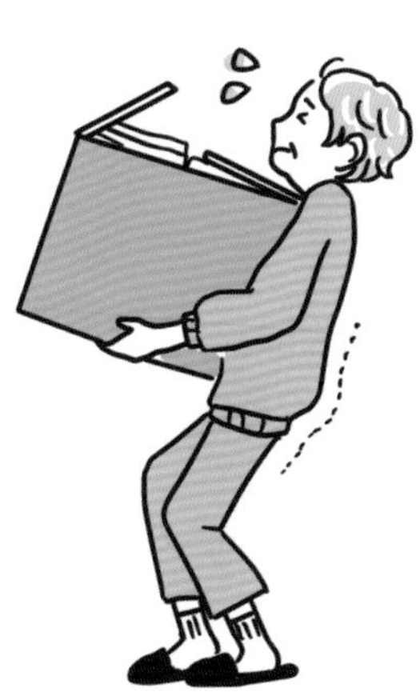

骨盆底肌群肌力衰退所引起

子宮從原本的位置往下垂入陰道裡稱為「子宮下垂」，更嚴重一點還會下垂到陰道口外道，稱為「子宮脫出」。負責支撐子宮，名為骨盆底肌群的肌肉及韌帶鬆弛變弱，以致無法撐住子宮，屬於一種「骨盆器官脫垂」。

當女性懷孕、生產後，骨盆內的肌肉及韌帶可能會出現暫時性鬆弛，導致子宮脫垂。還有一種情況，那就是隨著年

依子宮位置分類

子宮下垂會逐漸嚴重變成子宮脫出，
可依子宮的位置分成第1、第2、第3級。

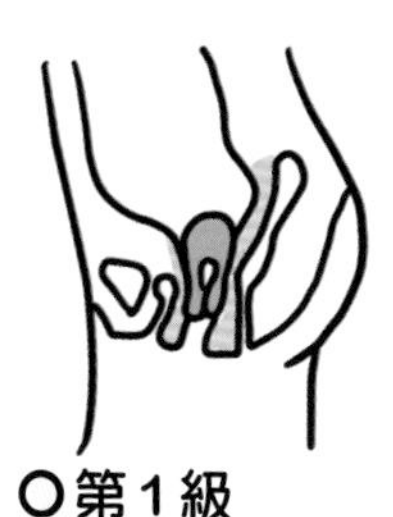

○第1級

子宮下垂狀態，子宮稍微掉入陰道，看不太出明顯症狀。

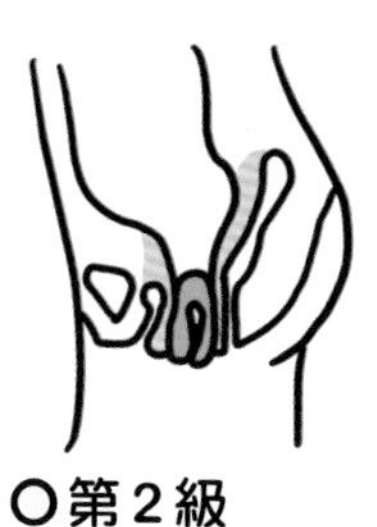

○第2級

子宮部分脫垂狀態，一部分的子宮已經掉出陰道，所以能從陰道口摸到類似硬塊的突出物。

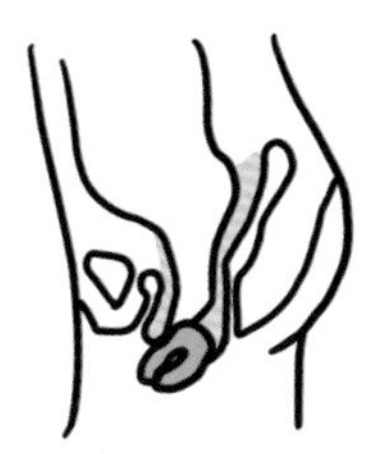

○第3級

子宮完全脫出狀態，子宮已經整個脫離陰道，膀胱、尿道、直腸可能也會跟著下垂。

齡增長，肌肉與韌帶愈趨衰弱，再加上女性荷爾蒙的雌激素分泌減少，也有可能引起子宮脫垂。子宮下垂基本上不會有什麼症狀，但萬一情況變嚴重，部分子宮掉到陰道外，形成「子宮部分脫垂」的話，就會在陰道口摸到類似硬塊的突起物。**如果演變成子宮整個脫離陰道的「子宮完全脫出」，膀胱和尿道多半會跟著下垂，甚至出現排尿、排便障礙**。一旦發生子宮脫出，大腿間會有夾著異物的不適感，還有人會形容成「類似乒乓球的東西一直碰到腿部」。

治療必須根據病患的子宮狀態、年齡、生活情況，從自我預防法、器官保存療法、手術等多個面向，選擇最好的方案。

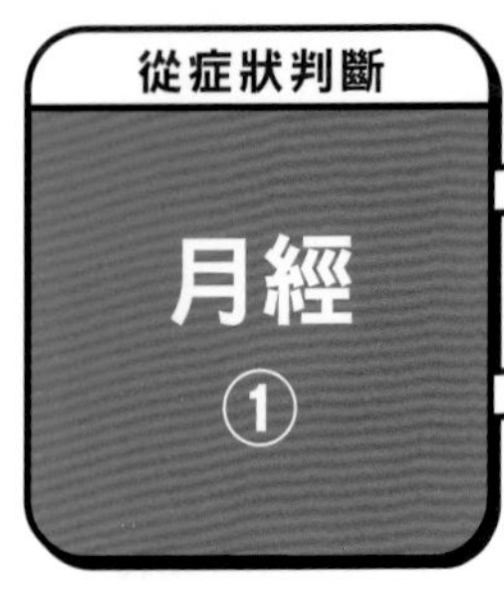

月經困難症

○月經對日常生活帶來的障礙

主要症狀

強烈下腹痛、腰痛、腹脹、頭痛、食慾不振、噁心、水腫、腹瀉、失眠、心浮氣躁、疲累、憂鬱感等。

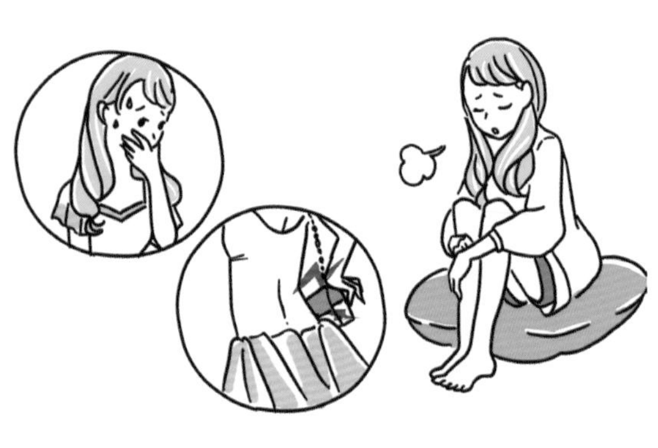

如果需要服用止痛藥好幾天
就該懷疑是否為子宮疾病

月經期間或是月經快來時，如果有嚴重下腹痛、腰痛、腹部腫脹、噁心、頭痛，甚至心煩氣躁、憂鬱等症狀，而且對日常生活帶來影響，就表示罹患了月經困難症。此疾病還可分成非疾病造成的「機能性月經困難症」以及疾病造成的「器質性月經困難症」兩種。

罹患月經困難症的多數女性並非子宮

月經困難症分類

可以分成因為體質出現症狀的「機能性月經困難症」，以及子宮內膜異位症、子宮肌瘤等疾病為起因而症狀的「器質性月經困難症」兩種。

機能性月經困難症	雖然沒有身體方面的因素（疾病），仍出現症狀。除了較常見於子宮及卵巢尚未成熟的青春期，前列腺素使子宮過度收縮時也會造成影響。
器質性月經困難症	受某些疾病直接影響而出現的症狀。常見於30歲以上的女性，月經來的4～5天前會開始疼痛，經期結束後甚至會持續悶痛。 ●**相關的子宮疾病** 子宮肌瘤 →P64　子宮內膜異位症 →P72 子宮腺肌症 →P74　卵巢囊腫 →P96

有什麼疾病，而是體質等因素引發症狀，屬於「機能性月經困難症」。月經**首日或第二天出血量較多時，會伴隨強烈疼痛**。這可能是因為有助子宮收縮，名為前列腺素的生物活性物質分泌增加，導致子宮平滑肌過度收縮，也可能是因為經血通道的子宮頸狹窄所致。另外，手腳冰冷導致血液循環不佳，壓力等精神狀態同樣會使症狀惡化。

「器質性月經困難症」可能會引發子宮內膜異位症、子宮肌瘤等疾病，患者會遇到突然嚴重經痛，或是疼痛程度逐漸增加的情況。如果吃了止痛藥還是會痛，必須持續服藥多日的話，就要懷疑是否罹患器質性月經困難症。

○月經前會出現各種不適症狀
經前症候群（PMS）

黃體素和雌激素的劇烈增減都會影響身心

月經來的一週前會出現各種不適症狀，邁入經期後隨之緩解，這就是經前症候群。一般認為，月經快來時，黃體素（助孕酮）和雌激素會激增，引發症狀，但其實控制情感的神經傳導物質，也就是血清素的減少，以及鈣質、維生素B攝取不足可能都是影響因子。另外，個性或生活環境所造成的壓力也被

主要症狀

心理方面

心浮氣躁、抑鬱、憂鬱、提不起勁、專注力變差、判斷能力變差、明顯變得不安或緊張、失眠等。

身體方面

下腹痛、頭痛、腰痛、乳房脹大、水腫、體重增加、肌膚粗糙、過食症、便祕、腹瀉、暈眩、失眠、身體發熱、發燒等。

能多少緩和症狀的自我護理

1. 維持規律生活
營養均衡的飲食及充足睡眠。

2. 適度運動
不僅能有助全身血液循環，也能轉換心情，進而緩和症狀。

3. 舒緩放鬆
藉由半身浴與香氛來放鬆身心。

服用避孕藥等荷爾蒙療法也是選項之一！

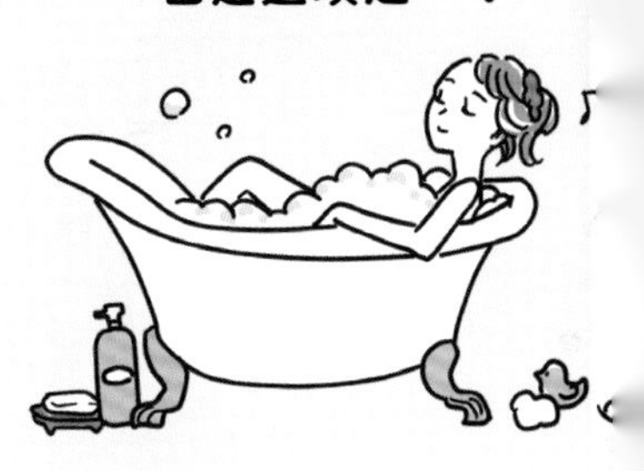

列為因素之一。

除了會出現腹痛、水腫等身體症狀，還可能同時伴隨心浮氣躁、憂鬱等情緒上的變化，而且每個人的症狀程度都不一樣。甚至很多人根本沒發現自己患有經前症候群，只是很納悶為什麼會有這些不適症狀。有些人則是知道自己會不舒服是因為生病了，也知道只要過了月經快來的階段，這些症狀就會改善。

當症狀嚴重時，可能會需要止痛藥抑制疼痛，或是服用鎮定劑穩定精神狀態。有些婦科診所也會提供諮詢，減輕患者壓力，各位不妨諮詢專業醫師的意見，以改善生活中的症狀。

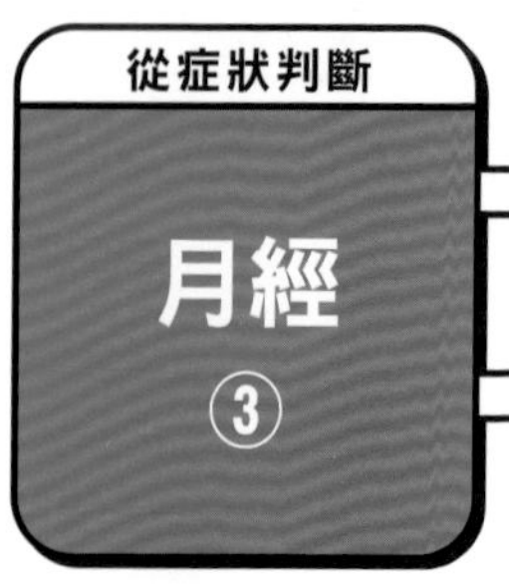

○經血異常大量
月經過多

主要症狀

經血異常大量、
經血會參雜肝臟般的血塊。

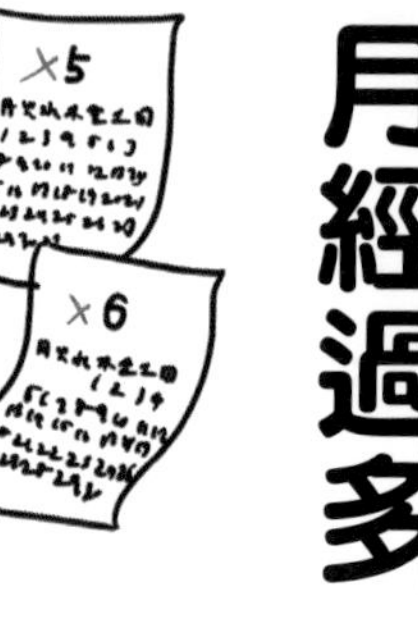

要懷疑子宮可能藏有某種疾病！

每個人的經血量都不一樣，以正常生理期的經血總量來說，平均為20～140㎖，超過的話就會稱為月經過多。不過，實際上要調查經血量還可真有難度呢。如果衛生棉撐不了一個小時，或是出現大量跟肝臟很像的血塊，就該視為經血量非常多。各位也可以使用月亮杯，掌握自己的經血大約多久會滿量。

月經不順的種類及可能疾病

- **頻發型月經：** 月經週期比正常的25～38天短，週期短於24天。
- **稀發型月經：** 與頻發型月經相反，週期超過39天。超過3個月的話會稱作無月經。
- **經期過短：** 每次的月經期很短，2天內就結束。
- **經期過長：** 每次的月經期很短，長達8天以上，多半會伴隨月經過多。
- **月經過少：** 出血量極少，少到甚至不必使用衛生棉。

可能罹患的疾病

- **子宮肌瘤**→P64
- **子宮肉瘤**→P66
- **子宮內膜異位症**→P72
- **子宮腺肌症**→P74

青春期的荷爾蒙作用尚未穩定，也有可能出現經血異常的情況。**如果已經性成熟還月經過多，就要懷疑是否罹患子宮肌瘤、子宮內膜異位症、子宮內膜息肉**。有些人月經來很多時還會伴隨疼痛，但並非所有人都會這樣。

如果單純只是經血量多，沒有疼痛的話很容易被輕忽，這樣也可能使疾病變嚴重。各位應前往醫院檢查，一旦診斷為疾病，就進行治療。即便沒有生病，也該嘗試減輕生理期間的不適，或是評估使用月亮杯、蜜蕊娜（Mirena，子宮內投藥系統）。

疾病徵兆

卵巢相關①

40歲以後容易罹患的疾病也不太一樣

卵巢的子宮內膜異位症有0.7～1％癌化機率

隨著每次經痛不斷變嚴重的子宮內膜異位症（→P72）其實相當常見，據說每10位女性就有1位罹患此病。當子宮內膜異位症出現在卵巢，使卵巢長出含有液體的濾泡時，則稱為巧克力囊腫（→P98）。此疾病會伴隨強烈經痛，如果視為生理痛不予理會，會使懷孕變得困難，罹患卵巢癌（→P100）的風險也

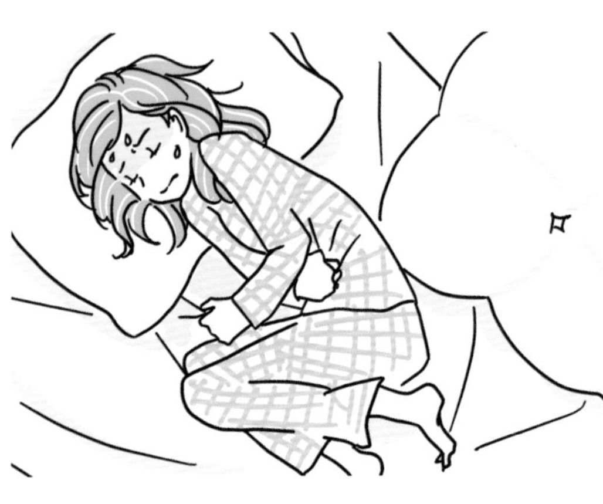

絕對不要自己判斷是生理痛還是子宮內膜異位症！

其實不少女性明知自己有些月經困難症的症狀，卻仍不願意接受適切治療。嚴重經痛多半是子宮內膜異位症造成，一旦置之不理，癌化風險就會增加。

各年齡層 巧克力囊腫與卵巢癌併發率

巧囊患者併發卵巢癌的比例會隨年齡攀升，50歲之後更是明顯增加。

年齡	巧克力囊腫（人數）	併發卵巢癌人數	併發率（%）
未滿20歲	46	0	0.00
20多歲	1,908	11	0.58
30多歲	3,450	45	1.30
40多歲	2,362	97	4.11
50多歲	415	91	21.93
60多歲	55	27	49.09
70歲以上	27	11	40.74
合計	8,263	282	3.41

資料來源：日本婦產科學會生殖、內分泌委員會：子宮內膜異位症研究會（今：日本子宮內膜異位症學會）針對會員進行之問卷調查

隨之增加。

根據日本婦產科學會的調查，因為子宮內膜異位症導致的巧克力囊腫手術病例中，有3.4％併發卵巢癌。癌症併發率會隨年齡攀升，40多歲患者的併發率更會上升至4％。當巧克力囊腫超過10cm大，致癌率也會增加，一旦患者年齡超過40歲，且巧囊大小超過10cm，或是巧囊快速長大的話，就要特別留意。患者必須接受精密檢查，並透過手術摘除。

然而，超音波檢查時觀測約5cm，感覺沒什麼大問題的巧克力囊腫卻仍有可能癌化。即便已經發展成子宮內膜異位症，仍要早期發現，及早治療，並持續定期追蹤，才能預防演變成卵巢癌。

疾病徵兆

卵巢相關 ②

「卵巢」其實是比子宮還脆弱的臟器

懷孕、荷爾蒙分泌關乎女性一生的器官

卵巢有兩大功用，分別是排卵及分泌女性荷爾蒙。想懷孕，就必須排卵。女性荷爾蒙則能維持懷孕狀態、進行骨骼與脂肪代謝，對女性體內各種代謝運作構成影響。所以絕對能將卵巢視為女性生涯中極為重要的器官。

不過，卵巢這器官也很容易長出腫瘤，有可能是良性，也有可能是惡性。

卵巢的功能

子宮左右兩側各有一顆卵巢。卵巢不僅關係到懷孕、生產，還會分泌女性荷爾蒙，是讓女性生活健康、活力充沛的重要器官。

就算因為生病等因素失去其中一顆卵巢，另一顆卵巢還是能正常作用，不會對懷孕、荷爾蒙分泌造成影響。

要注意卵巢老化

女性步入更年期的同時，卵巢也會在40歲之後開始老化。30歲後半的卵巢數量及品質會開始降低，影響受孕率（懷孕難易度）。

卵巢相關不適

○ 卵巢功能不全

女性荷爾蒙量減少會使卵巢功能衰退，進而出現月經週期紊亂、無月經症狀之疾病。多半能透過荷爾蒙藥物來調節分泌量予以治療。

○ 早發性停經

如果體內擁有的原始濾泡數量本來就不多，或是減少速度很快，那麼20～30歲階段也可能面臨停經，稱為「早發性停經」，使自然受孕難度變高。

卵巢本身體積不大，周圍有些空間，就算稍微腫脹也不會壓迫到其他器官，所以沒什麼自覺症狀。

如果發現腫瘤，會透過超音波、CT斷層掃描、MRI等檢查確認是良性還是惡性。如果又進一步發現是卵巢癌，那麼必須盡可能地切除癌細胞組織，接著還會依擴散程度，評估是否連子宮、輸卵管、淋巴結都要切除。一旦切除了兩邊的卵巢甚至是子宮，將來就會無法懷孕。

想要守護卵巢，就必須及早發現、治療疾病。建議養成至少每兩年一次的子宮癌檢查習慣，並接受內診、超音波檢查，一同確認卵巢是否有異狀。

從症狀判斷

卵巢疾病 ①

卵巢瘤

○卵巢腫大

主要症狀

下腹痛　下腹緊繃

腹脹　腰痛　頻尿

便祕　嘔吐　等

腫瘤還小的話不會有自覺症狀，一旦腫瘤變大破裂，或是卵巢連接子宮處「扭轉」的話，就會出現劇烈下腹痛、嘔吐等症狀。

幾乎不會出現明顯症狀！

卵巢是不太會出現症狀的「沉默器官」

當卵巢裡的液體或脂肪囤積成腫瘤，就會使卵巢脹大，變成卵巢瘤。正常只有數cm，相當於拇指大小的卵巢可能會變得比拳頭還大。

卵巢瘤可依囤積在卵巢裡的內容物分成兩類，只要腫瘤不大，兩者都不會出現自覺症狀。**一旦發現是惡性腫瘤，或者腫瘤變大，就必須手術摘除。**

腫瘤分類

卵巢瘤可分成兩大類。分別是猶如堅硬突起物的「實性瘤」，以及卵巢中分泌液體累積腫脹形成的「囊腫」。

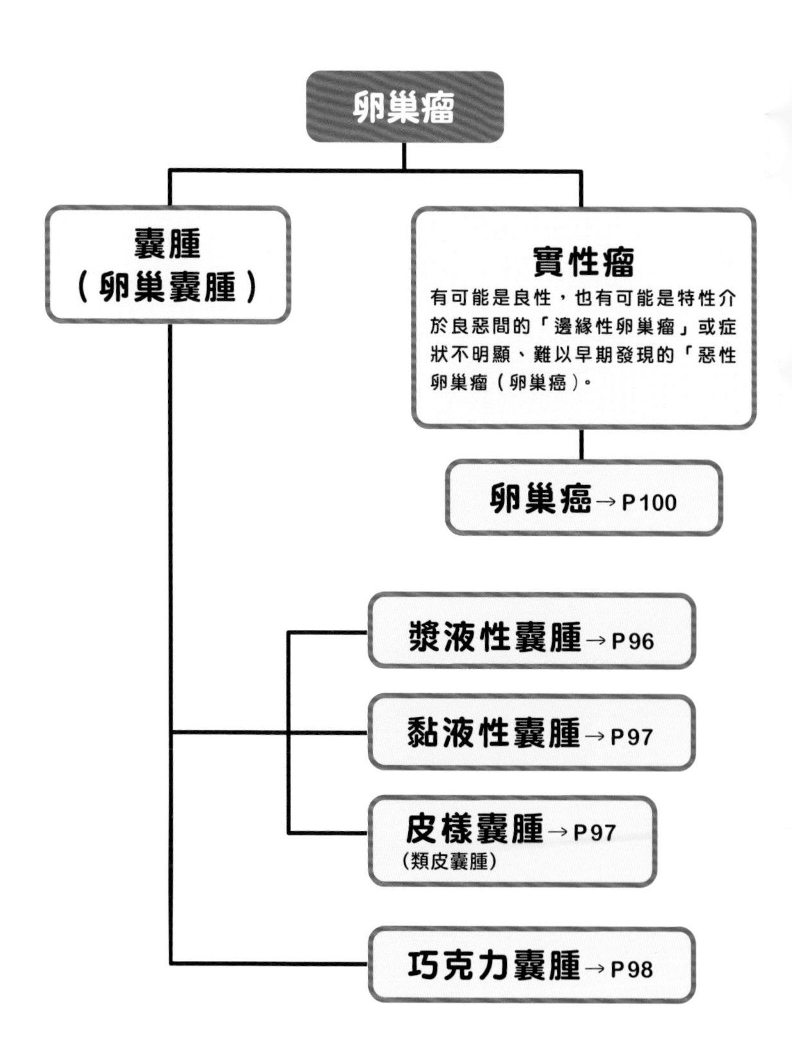

卵巢的狀態

一般來說，卵巢這個器官約莫2～3㎝大，形狀為橢圓形。卵巢瘤則是指卵巢脹大如硬塊，有時直徑還會超過20㎝。不少患者都會覺得自己變胖，所以只要沒來由地體重增加，就該懷疑是否罹病。

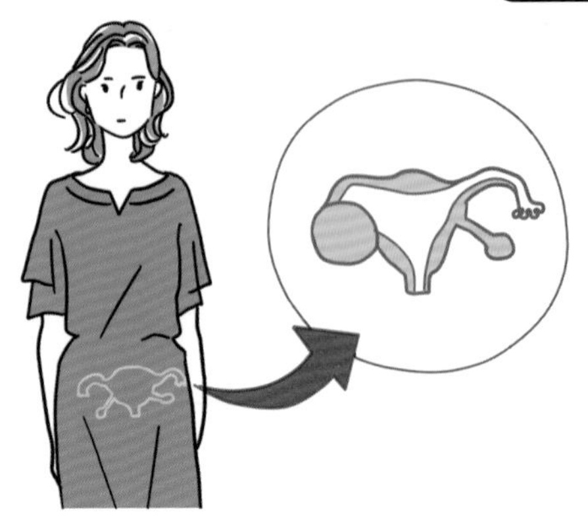

卵巢囊腫種類

漿液性囊腫

○腫瘤組織

由卵巢分泌的黃褐色清澈透明液體（漿液）累積形成。

○特徵

卵巢囊腫中最常見的類型，好發於10～30多歲女性，多半為良性。漿液性囊腫一般都屬單細胞性，但多細胞性囊腫可能會增生變成惡性，只要發現就該定期追蹤檢查。醫生問診及內診後，會搭配超音波檢查，必要時還會加入抽血、MRI檢查，一旦診斷為惡性，就必須手術摘除。

黏液性囊腫

○腫瘤組織

由濃稠如膠質般的黏液累積形成。

○特徵

卵巢囊腫中最容易生長變大的類型，甚至會跟人頭一樣大。有些患者因為下腹脹大，以為自己變胖而未就醫看診。一旦囊腫過大導致破裂，就有可能引發腹膜炎，所以要特別小心。

醫生問診及內診後，會搭配超音波檢查，並透過抽血、MRI檢查進一步掌握情況。

皮樣囊腫（類皮囊腫）

○腫瘤組織

構成卵子的生殖細胞分裂，與正處成熟階段的細胞混雜在一起，形成含有毛髮、牙齒、骨骼等組織的物質。又名為畸胎瘤。

○特徵

好發族群為20～30多歲女性，甚至可見於左右兩側卵巢。即便是良性皮樣囊腫的年輕患者，也可能隨著年齡增長轉為惡性。經過超音波、抽血檢查診斷為惡性時，就必須手術摘除，萬一沾黏嚴重，甚至要連同子宮一起取出。

從症狀判斷

卵巢疾病②

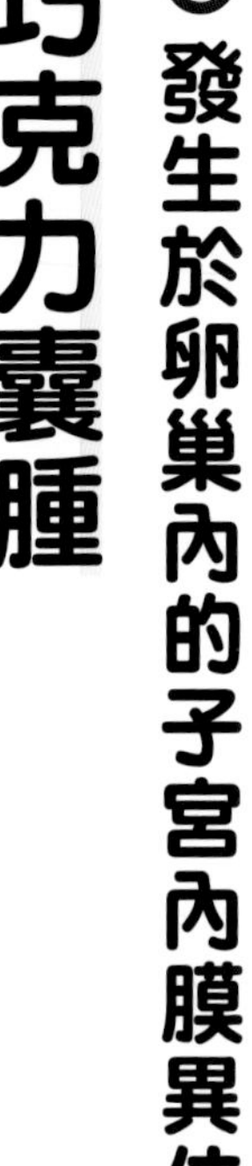

巧克力囊腫

○發生於卵巢內的子宮內膜異位症

主要症狀

嚴重經痛、非經期間的下腹痛、腰痛、排便疼痛、性交疼痛等。

特徵在於月經來時經痛會變嚴重。月經期間如果出現排便異常、肛門出血，務必及早就醫檢查。

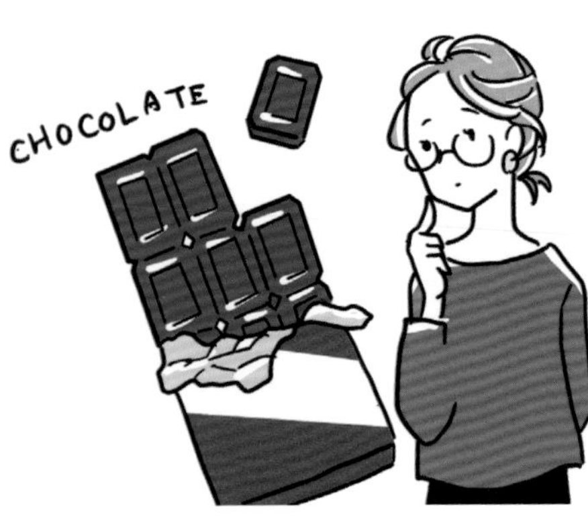

一旦患有子宮內膜異位症就很容易併發此病

這是一種子宮內膜異位症，類似子宮內膜的組織出現在子宮內膜之外的位置。這種子宮內膜異位症發生於卵巢，卵巢會長出夾帶液體的囊腫，所以名叫「巧克力囊腫」。

卵巢中類似內膜異位症的組織也會伴隨每個月的月經週期帶來出血，但這些血液不會被吸收，持續囤積在卵巢，時

也可能造成不孕

發生於卵巢內的子宮內膜異位症，也就是巧克力囊腫會對卵子數量及品質造成影響，使不孕機率增加，若不進行治療，據說懷孕率會因此低於50%。建議想要生小孩的女性及早接受治療。

癌化風險

大約0.7%的巧囊會發展成卵巢癌，所以定期追蹤檢查很重要。
詳見P90～91。

間一久甚至會變成濃稠的巧克力色，所以又被稱為「巧克力囊腫」。

巧囊的主要症狀是經痛。**如果出現必須靠止痛藥才能舒緩的中度經痛，或是即便吃了止痛藥，還會痛到必須躺平的重度經痛，就要懷疑是否為巧克力囊腫或子宮內膜異位症。**一旦罹患巧囊，經痛多半會愈變愈嚴重，如果有「經痛似乎比以前痛」的感覺，就該特別小心。一旦從卵巢擴及到周遭範圍，那麼即便經期結束，腹痛或腰痛也不會因此停止，甚至會出現性交疼痛、排便疼痛。

另外，巧囊也可能導致不孕或癌化。千萬不要覺得「只要止痛了就沒關係」，應前往婦科就診。

從症狀判斷

卵巢疾病 ③

卵巢癌

○40歲之後的發病風險激增

主要症狀

下腹緊繃有硬塊、
下腹痛、頻尿、便祕、食慾不振。

一旦癌症轉移至腹腔，就會出現腹水、腹部異常隆起等症狀。

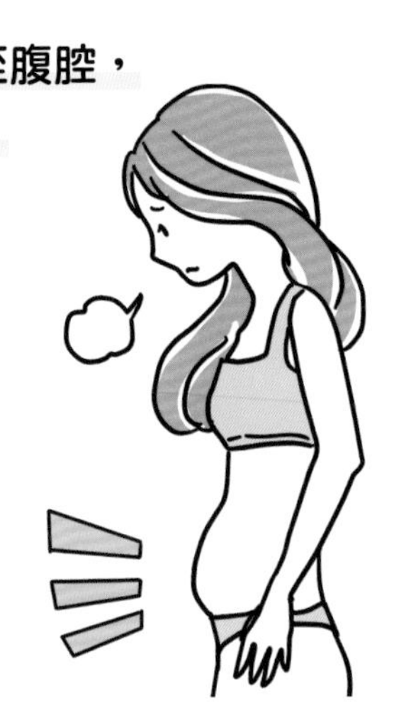

基因、生活習慣都是致癌因子

發生於卵巢的癌症，對象從幼兒到老年人，可見於各個年齡層的女性，原本只有拇指指尖這麼大的卵巢會變成拳頭般大。**如果是50歲以上或已經停經的女性發現有卵巢瘤，惡性腫瘤的機率會很高，務必多加留意。**卵巢癌初期沒什麼症狀，但惡化及擴散速度很快，是很難早期發現的癌症。

卵巢癌的分期

卵巢癌沒什麼自覺症狀，所以很難早期發現。一旦病況快速發展，開始出現症狀時，多半都已經進入第III期或第IV期。

分期（階段）		腫瘤範圍
第I期（侷限在卵巢）	A	侷限於單側卵巢。
	B	侷限於雙側卵巢。
	C	仍侷限於單側或雙側卵巢，但腫瘤破裂或腹水中發現癌細胞。
第II期（侵犯到其他骨盆腔組織）	A	侵犯到子宮、輸卵管。
	B	侵犯到直腸、骨盆腔腹膜。
	C	侵犯到骨盆腔，腹水中發現癌細胞。
第III期（侵犯到腹腔內組織）	A	擴散至腹腔內的腫瘤組織只在顯微鏡下才可看出。
	B	擴散至腹腔內的腫瘤組織直徑不超過2cm。
	C	擴散至腹腔內的腫瘤組織直徑超過2cm，且已侵犯淋巴結。
第IV期（已轉移到其他器官）		擴散至不在腹腔內的肺臟、肝臟等器官。

目前尚未掌握到卵巢癌的具體原因，但運氣好壞似乎佔很大因素。既然服用避孕藥能降低罹患卵巢癌風險，就意味著排卵次數愈多，罹癌風險愈高。也因為這樣，才會出現無懷孕經驗女性罹患卵巢癌風險較高的說法，但其實從現代女性生產次數減少的角度來看，目前認為罹患卵巢癌的機率與懷孕經驗無關。

卵巢癌會使卵巢腫脹，腹水累積，大多數患者都會有下腹隆起的情況，如果只是以為「最近似乎變胖了」，絲毫不在意的話，病情會漸趨嚴重。一旦壓迫到膀胱，還會出現頻尿等症狀。

如果發現自己下腹部有硬塊、隆起，並感到不適，則須立刻就醫。

從症狀判斷

卵巢疾病④

卵巢長出大量小囊泡
多囊性卵巢症候群

荷爾蒙失調會增加罹患子宮體癌的風險

主要症狀

無月經、月經週期紊亂、長痘痘、多毛、肥胖等。

由於無法排卵，可能會造成不孕。

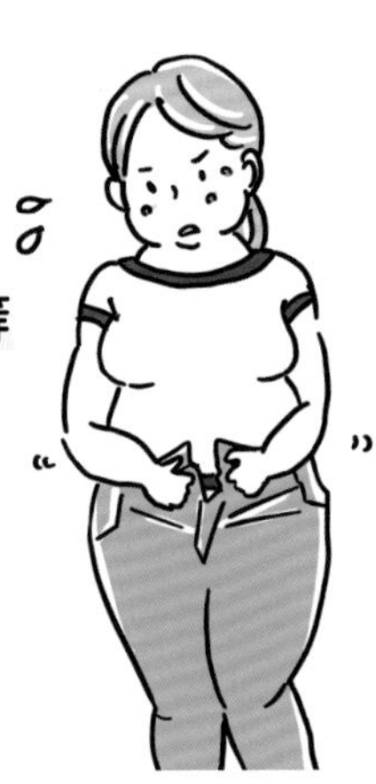

會出現男性荷爾蒙增加、肥胖、長痘痘、聲音變低、體毛變多等男性特徵。

以正常的月經週期來說，數十個濾泡會以排卵為目標不斷長大，但是只有一個濾泡會充分生長並順利排出。其他濾泡會在途中停止長大並萎縮。然而，如果卵巢外側的上皮變硬，導致排卵不易，那麼許多小濾泡就會囤積在卵巢內，變成多囊性卵巢症候群。有5～10％的女性罹患此疾病，相當普遍。透

卵巢內的狀態

卵子如果要變成受精卵，必須先在卵巢內生長成熟才能排卵。但是，如果卵子一直長不大，那麼未成熟的卵子就會囤積在卵巢裡，一旦演變成「多囊性」，就會出現排卵障礙等症狀。

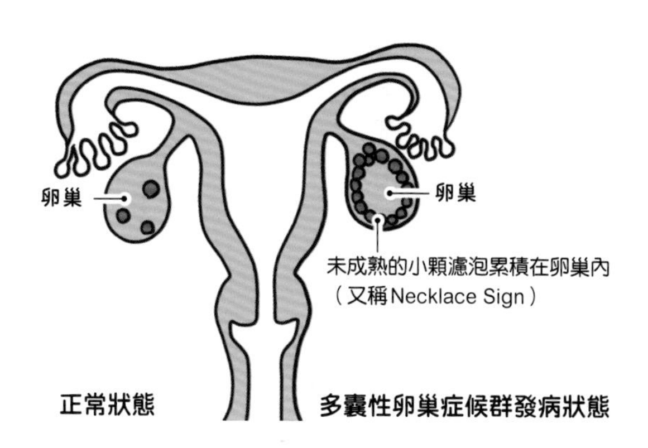

過超音波檢查即可看見卵巢裡存在大量袋狀濾泡。目前認為，性腺激素的促性腺激素（Gonadotropin）分泌異常、男性荷爾蒙過多也會造成濾泡無法發育。

一旦濾泡沒有發育，就無法定期排卵，進而導致月經不順、無月經，並造成不孕。如果**未接受治療，還有可能增加罹患子宮體癌的風險**。至於為何無法排卵，目前發現是因為雌激素、黃體素這兩種女性荷爾蒙失調所導致。

另外，肥胖也是會出現的症狀之一，所以多囊性卵巢症候群可能進一步造成高血脂、高血壓、糖尿病。有肥胖傾向的患者不妨透過飲食、運動減胖，努力改善排卵障礙。

私密處乾燥

○陰道黏膜濕潤度降低

主要症狀

摩擦時會疼痛、搔癢、腫脹、刺痛、皮膚發炎、身體發熱、漏尿、排尿灼痛、白帶減少、出血、性交疼痛等。

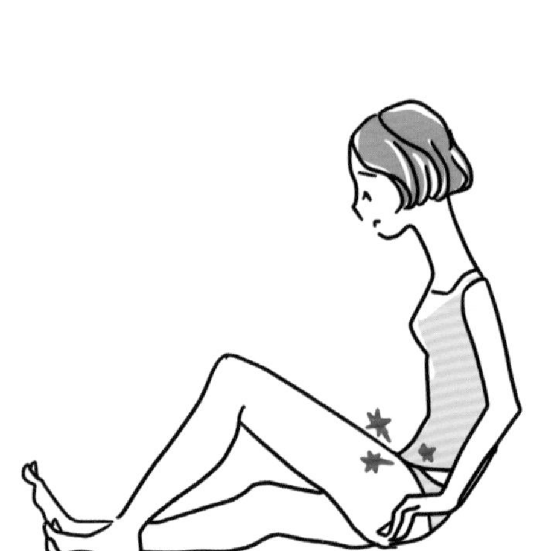

雌激素分泌減少會帶來各種問題

女性荷爾蒙中最重要的雌激素能夠鎖住膠原蛋白、脂肪組織及水分，不僅能滋潤肌膚、毛髮，還能打造出女性特有的圓潤體態，維護全身的健康。

一旦缺乏雌激素，陰道附近的私密處就很容易受影響。雌激素能讓陰道黏膜處於柔軟狀態，出現性興奮時，還能增加分泌液的產生。當雌激素分泌減少，

停經後陰道會出現變化!?萎縮性陰道炎?

雌激素分泌量會在20歲後半～30歲後半期間達到高峰，接著慢慢減少，並於停經前後的45～55歲銳減。一旦陰道周圍的黏膜變乾變薄，原本柔軟的陰道口也會逐漸鬆弛萎縮。萎縮性陰道炎好發於停經後的女性，會出現性交疼痛、頻尿、漏尿、白帶增加或有異味等症狀。

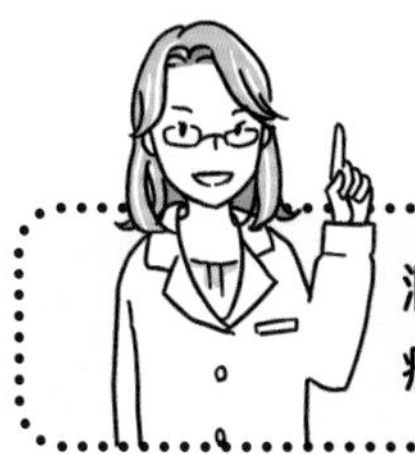

潤滑凝膠、陰道塞劑、荷爾蒙補充療法等治療方式多樣，建議前往婦科診所諮詢。

陰道也會跟著變乾、缺乏彈性，這時將容易造成性交疼痛。如果出現此情況，不只要跟另一半坦承，尋求對方的理解，性交後持續出血或疼痛的話，更要儘早前往婦科就診。黏膜一旦變得乾燥，情況可是會比身體皮膚更加嚴重。**乾燥使分泌液減少，陰道的自淨作用也會跟著變差，那麼細菌繁殖和發炎情況就會增加**，患者可能會出現搔癢、灼熱感，或是洗澡時感到刺痛。

　患者首要任務是做好外陰部清潔，清洗務必仔細、輕柔小心。也可以養成使用專用凝膠、乳霜保濕，或是用會陰按摩油按摩護理的習慣，如此一來就能改善血液循環，讓陰道恢復彈性。

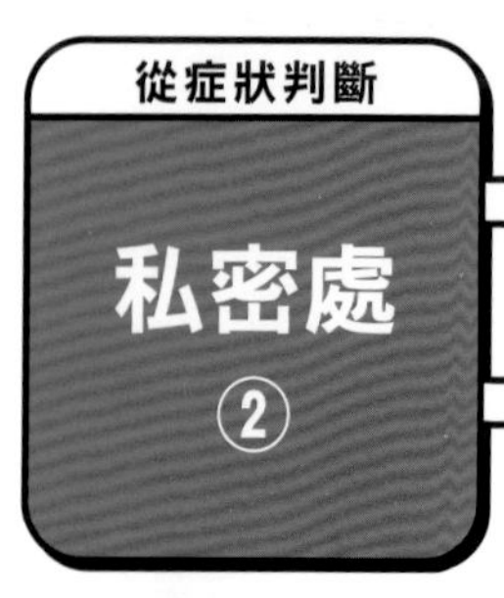

○分量增加、飄異味、搔癢感 白帶出現變化

主要症狀

白帶分泌量增加、發出惡臭、變成帶血的粉色或褐色，或是變成黃色、黃綠色濃稠狀，就跟膿一樣，並且嚴重到必須一天更換多次內褲。

要注意白帶異常伴隨外陰部腫脹、發癢、疼痛！

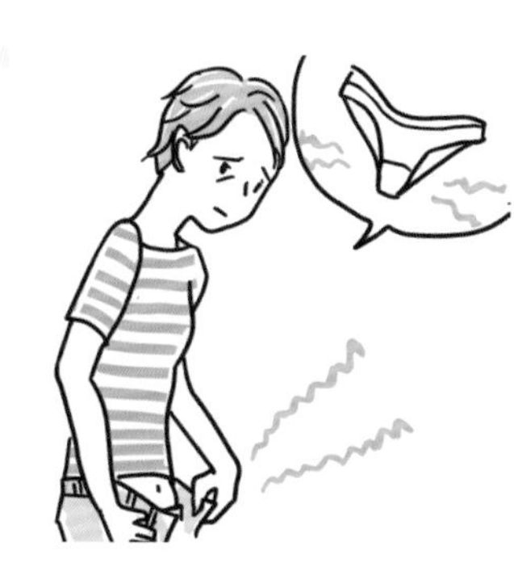

有可能是細菌繁殖、性病或婦科疾病

「白帶」是指非月經期間從生殖器產生的分泌物，白帶的滋潤能讓陰道維持酸性，預防細菌入侵，常保潔淨。正常的白帶介於透明～乳白色，沒什麼氣味，**我們甚至能從白帶的變化，察覺女性特有的疾病或傳染病**。

當疲勞累積，身體抵抗力變差時，位於陰道的常在菌狀態會因此失衡，導致

從白帶狀態看可能罹患的疾病

白帶好比陰道健康狀態的指標。白帶能滋潤陰道，幫助陰道自淨。一旦白帶出現變化或感覺有異樣時，就該懷疑是否罹病，不要遲疑，趕緊前往就診。

- **顏色為黃色或偏褐色 …… 生殖器披衣菌感染**
- **白色或乳白色的酒粕狀 …… 陰道念珠菌感染**
- **像泡沫一樣的白色優格狀，有時還帶血 …… 陰道滴蟲**
- **偏黃色，發出惡臭 …… 淋病**

各感染症詳情請參照→P80～81、108～111！

當白帶出現異樣變化，
不只是陰道，也有可能是子宮方面的疾病。

白帶增加或外陰部搔癢。當女性邁入更年期，雌激素分泌減少時，白帶也會跟著減少。照理說，停經後白帶量會減少，**如果分泌量不減反增，就要懷疑陰道是否受到細菌感染（萎縮性陰道炎）或罹患其他子宮疾病。**

如果白帶變得跟平常不太一樣，例如夾帶著血液的話，就有可能隱藏疾病，建議及早前往婦科診所檢查。

常保內褲與外陰部清潔能夠預防細菌繁殖，各位也可以用私密處濕紙巾擦拭，做好外陰部的清潔工作。另外，記得挑選透氣性好的內褲，避免穿著過緊的牛仔褲或束褲，減少衣物透氣性不佳、悶住導致潮濕的情況發生。

私密處疾病

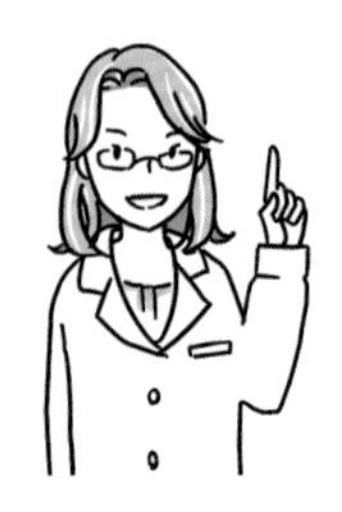

有些是會透過性行為感染的疾病，當然也有其他因素造成的疾病。如果是因為性交感染，那麼男性也會出現症狀，務必同時接受檢查與治療。

外陰陰道念珠菌感染

由一種名為念珠菌的黴菌引起發炎。抵抗力變差時，原本就存在體內的念珠菌會開始繁殖，造成發炎。

主要症狀

- ○外陰部發癢、腫脹
- ○出現白色或乳白色的酒粕狀白帶
- ○排尿疼痛

陰道滴蟲

鞭毛滴蟲寄生在陰道所引發的疾病。一旦懷孕期間感染，發炎變嚴重的話還可能導致早產，須非常留意。

主要症狀

- ○搔癢
- ○帶惡臭的泡狀黃色白帶分泌量增加
- ○排尿或性交時刺痛

生殖器疱疹

經由性交感染單純疱疹病毒所引起。外陰部會長出飯粒般大小的水泡，一旦破掉就有可能潰瘍。

主要症狀

- ○強烈疼痛導致排尿、步行困難
- ○大腿淋巴結腫脹
- ○發燒

梅毒

由一種名為梅毒螺旋菌的微生物所引起，多半是經由性交感染。潛伏期為3週，須及早接受治療。

主要症狀

- ○突起硬塊、潰瘍（第1期）
- ○全身出現玫瑰疹、膿皰濕疹（第2期）
- ○出現跟橡皮一樣硬的硬塊（第3期）
- ○對手足、眼睛造成嚴重損害，出現類似失智症的症狀（第4期）

白癬

大腿附近的皮膚感染了名為皮癬菌（皮膚絲狀真菌）的黴菌所引發的疾病。跟足癬的致病菌相同，所以有可能是從足癬傳染開來。

主要症狀

- ○冒出圓形～半圓形的紅疹
- ○膿皰
- ○強烈搔癢、疼痛

巴氏腺炎

細菌感染位於陰道口左右兩側的巴氏腺，並引起發炎症狀。主因包含了不衛生的性行為、衛生棉造成悶熱以致細菌侵入。

主要症狀

○膿包狀突起物（硬塊）
○性交疼痛
○排尿困難
○步行困難

尖圭濕疣（菜花）

經由性交感染人類乳突病毒（HPV）6型和11型所致，感染到發病會有長達3週到6個月的潛伏期。

主要症狀

○生殖器附近長疣

粉瘤

又名表皮囊腫，不只是私密處，也可能長在全身各處的良性腫瘤。皮膚皺褶處累積皮垢，就比較容易產生囊袋。

主要症狀

○出現半球形隆起
○半球形頂端會出現黑色或藍色小點

接觸性皮膚炎

內褲勒太緊、皮膚與衛生棉接觸等外部刺激所引發。

主要症狀

○濕疹
○搔癢

毛囊炎

毛孔深處包覆著毛根的部分名為毛囊，其中一個發炎就可稱作毛囊炎。須進行細菌培養，找出致病菌的種類，才能投用合適的內服及外用抗菌藥物。

主要症狀

○皮膚泛紅，按壓會疼痛
○有可能單處或同時多個甚至數十個毛囊發炎

與私密處無關的感染症

感染微生物砂眼披衣菌所引起的「生殖器披衣菌感染」及感染細菌淋菌所引起的「淋病」也是很常見的疾病。兩者的白帶分泌量都會出現變化，置之不理更有可能導致不孕。

解決私密處的煩惱

做好清潔&保濕，才能常保美好舒適狀態

面對搔癢、異味、悶濕等私密處會出現的煩惱，基本上只要清洗乾淨就能解決。不過，如果清洗方式錯誤，可是會帶來反效果。一旦用錯方法，不只去除不了排泄物、經血、白帶、汗水等蛋白質污垢，還會增加不適感。

建議各位挑選**專用皂**清洗私密處。翻開生殖器的小陰唇就能直接看見黏膜，

正確的沐浴習慣

1.以專用皂確實洗淨

沐浴乳會強烈刺激女性生殖器黏膜，所以不建議使用。但如果只是水洗，卻又無法確實洗掉排泄物、汗水、經血、白帶等蛋白質污垢。

2.仔細溫柔清洗

如果用洗澡巾搓洗會傷害黏膜，所以直接用手仔細清洗即可。接著用毛巾輕壓，吸乾水分。

3.洗完要保濕修護

洗臉完會用化妝水、乳液，洗澡完會用身體乳霜來預防乾燥，那麼私密處當然也要以專用的保濕乳霜加以保養。

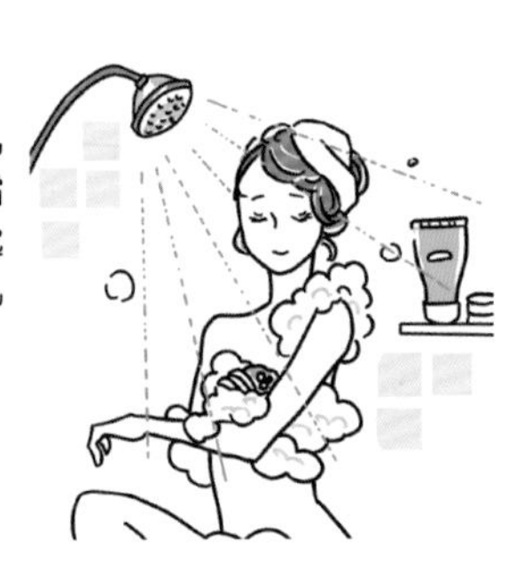

解決搔癢、悶熱、異味來源！

私密處問題基本上都能靠自己改善，各位不妨試試下述方法。

1. 陰毛護理

除了可以使用私密處專用脫毛膏、除毛乳霜，用剪刀修剪外，也可以除毛專業沙龍處理，保持清潔。

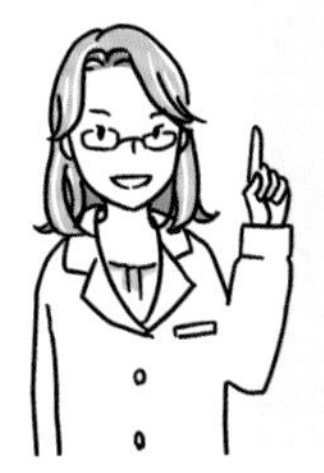

2. 重新評估生理用品

使用衛生棉會皮膚悶熱、敏感發炎的人可以考慮月亮杯、月亮褲或是布衛生棉。

私密處護理用品介紹→P114

所以不適合以一般肌膚用皂來清洗。與表面肌膚相比，生殖器黏膜會更需要維持弱酸性。另外，建議不要直接清洗陰道，因為這樣會把正常好菌一起洗掉，引發搔癢或刺痛感。**挑選專用皂，用手指仔細清洗私密處，再以溫水沖掉肥皂**，但要注意陰道無需用肥皂清洗。

如果只有清洗動作，反而會讓私密處的水分流失，所以要搭配專用保濕產品加以保養。

市面上可見乳液、凝膠、乳霜、凝霜等多款專用產品，各位可從中挑選最適合自己的。

讓自己更舒適！

私密處
護理用品

想要解決私密處煩惱，首要任務就是保持清潔。另外，保濕工作也很重要。生殖器跟眼睛、鼻子一樣都有層黏膜，所以建議挑選專用產品。市面上更有許多護理用品，能解決悶熱、摩擦、經血外漏等生理期會遇到的惱人情況，讓各位更輕鬆自在。

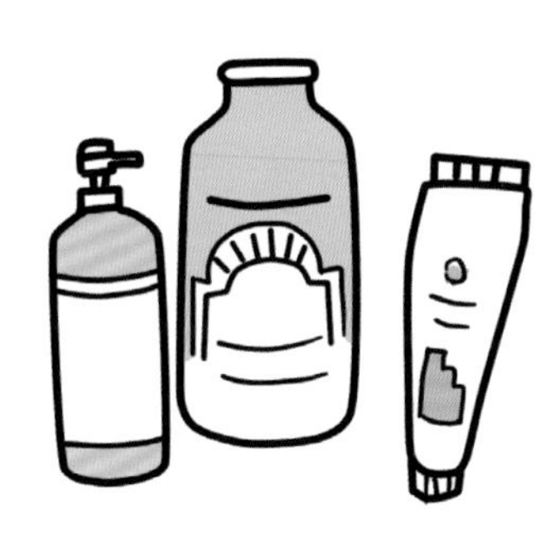

沐浴護理用品

專用皂

弱酸性，能維持私密處的pH值，最好挑選能針對味道來源，也就是私密處細菌髒污達洗淨效果，成分溫和不刺激的產品。

●使用方法

用指腹清洗陰毛附近區域，連同大陰唇、小陰唇及陰道入口處都要加以洗淨。

專用保濕乳霜

市面上有許多成分天然的產品，有些還富含維生素及礦物質，選擇多樣。乳霜能調理肌膚狀態，有些甚至能擦拭全身。

●使用方法

取適量於手上，輕柔塗抹直至吸收。若使用後出現刺痛、麻痛感，則需停用。

生理期護理用品

月亮杯

由柔軟矽膠製成。用手將月亮杯折起，接著插入陰道口，並讓月亮杯在陰道內展開，如此一來就能盛接從子宮流出的經血。使用月亮杯基本上不太會外漏，也沒有悶熱、紅腫的問題，再加上清洗後可以重複使用，相當環保。

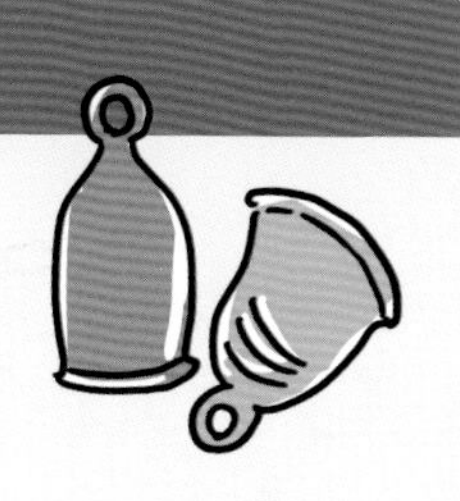

布衛生棉

將數層棉布重疊縫製而成，可清洗反覆使用。使用起來就像穿著內褲一樣，對於敏感性肌膚的人來說也能安心使用。

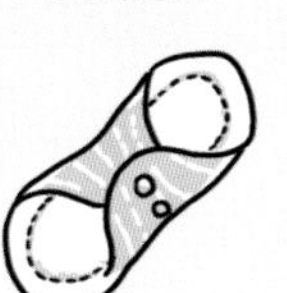

月亮褲

褲子本身就能吸血，所以無需使用衛生棉。再加上表面質地柔滑，穿起來就跟一般內褲一樣。清洗後可以重複使用，不會產生大量的衛生棉垃圾。

DIY除毛蜜蠟組

可以用來自己去除陰毛的蜜蠟組。這類產品無法永久除毛，幾週後就會重新長出，但最大賣點在於能夠自己輕鬆DIY護理。塗上蜜蠟，將專用不織布與蜜蠟緊密貼合，朝逆毛流的方向快速撕下。撕的時候會痛，建議每次使用少量即可。

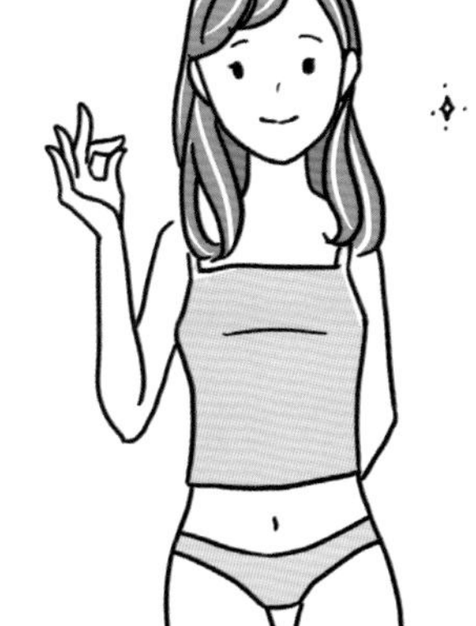

別被迷信牽著走！❸

平常做好子宮保暖，就能緩和經痛
→保不了暖，也無法得知子宮是否寒冷

子宮位於骨盆底。如果喝點溫熱飲品，或許真能讓肚子也變得溫暖，但子宮是位處身體最中心的器官，根本不可能靠外力保暖。另外，我們也無從驗證子宮寒冷的說法是否正確。假設想要保暖子宮的這個行為讓人產生血液循環變好、疼痛減緩的錯覺，那的確有可能做出上述沒有來源根據的解釋。而且，經痛時如果熱敷肚子，同樣能減緩疼痛感。

如果妳現在深受經痛所苦，就該服用止痛藥。止痛藥能抑制構成疼痛的物質生成，而且要在有預感「經痛可能快來」的時候服用。月經是指子宮內膜與血液一起排出體外的現象，內膜從子宮剝落時，會分泌一種名為「前列腺素」的物質，使子宮收縮，產生疼痛。一旦覺得疼痛，就表示體內已釋放該物質。

有人對止痛劑的印象不太好，認為會對身體造成負面影響、出現抗藥性等，但這些都是無證據的假設。不過，經痛確實可能與其他疾病有相關，建議跟醫生討論後，再挑選合適的止痛藥服用。

3章

疾病與不適症狀的改善及治療

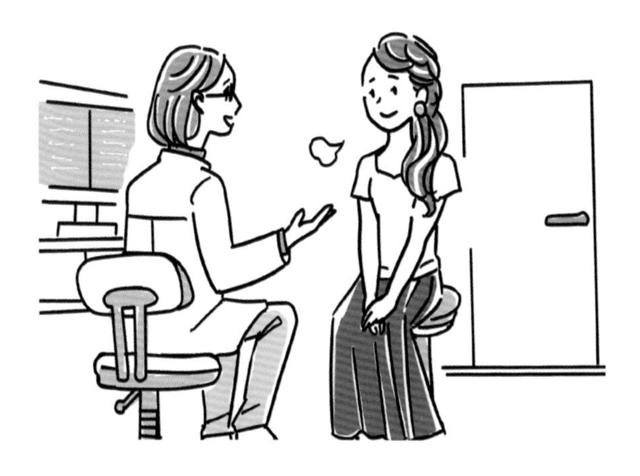

如果只因為自己是女人，
就概括承受所有身體不適的話，也未免太逆來順受。
一旦罹病就該治療，
若身體出現不適，則該思考如何減少不舒服的時間。
讓我們一起深入探究因應方式吧！

改善

判斷與行動①

別自己一人承受身體不適！

留意子宮徵兆才能及早發現疾病

別自己當醫生，要尋求專業機構幫助！
該怎麼辦～

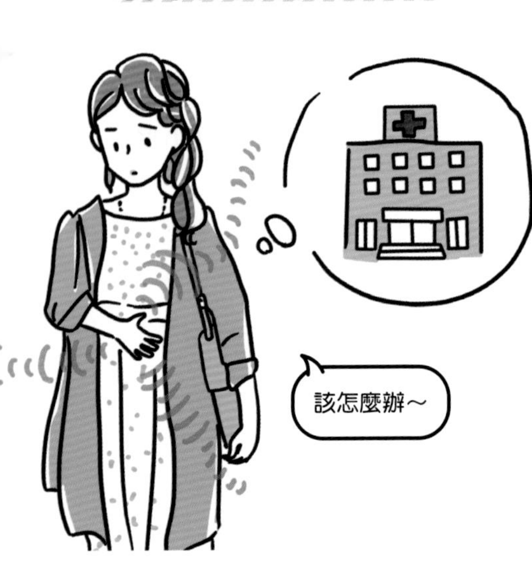

看了前面的子宮周邊疼痛、私密處煩惱後，如果妳心中出現「該不會我也是」的想法，請前往婦科就診。各位是否有「以前都是那樣，最近卻這樣」的念頭？或是「雖然沒什麼大問題，但就覺得怪怪的、不舒服」？如果遇到這些情況，**建議做個婦科健檢**（↓P144），別根據網路資訊自行判斷。

妳有沒有這些煩惱呢？

工作職場

- 經期的經血量太多，幾乎每小時就要去一次廁所，做服務業該怎麼辦？
- 經前症候群把我搞得心浮氣躁，有時還會恍神，無法把精神集中在重要會議或商談上！

育嬰之路

- 我想要生小孩，但經期不順，2、3個月沒來更是稀鬆平常。這樣的我有辦法成功懷孕嗎？
- 我現在不想懷孕，但未來有天希望懷孕、生小孩。會有期限嗎？

性愛相關

- 做愛會痛，一點也不舒服，但是又想滿足男友，無法拒絕……該怎麼辦才好？
- 我好像得性病了。好丟臉，根本不敢找男友或朋友討論！

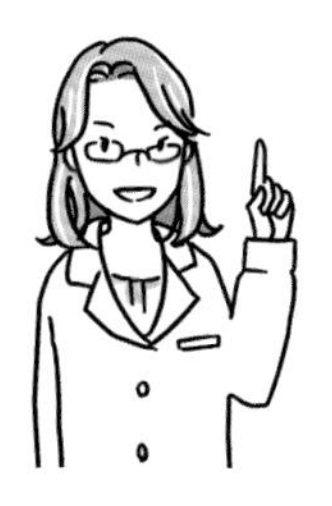

要更關心自己的身體！心中萌生「想要這樣做……，如果能那樣該有多好……」的念頭並非壞事。各位要徹底做好保養，讓自己變得更好！

改善

判斷與行動②

降低上婦科門診的難度

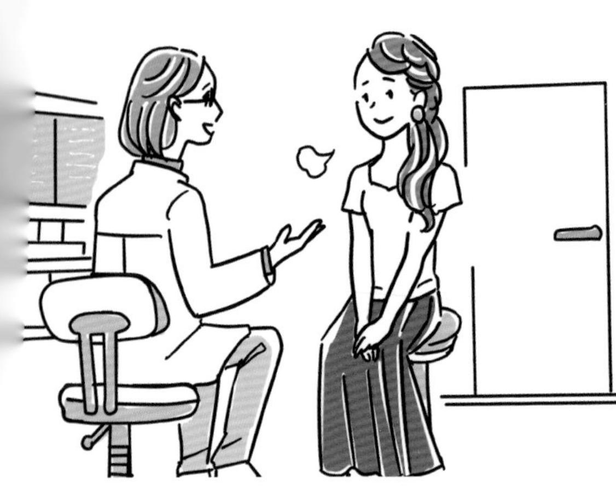

只要能減輕一絲絲苦楚
每天生活就會更開心

經痛、不孕治療、性愛煩惱、更年期不適……這些全是婦科管轄範圍。無論是10多歲，甚至是超過50歲的女性，如果想要提高女性QOL（Quality of Life＝生活品質），子宮保養是非常關鍵的。各位不妨抱著雖然無法消除疼痛或煩惱，**但至少能稍稍舒緩的心情前往就診**，有時還能及早發現疾病喔。

婦科問診表長這樣

每間醫院的問診表都不太一樣，但主要確認項目相同。
各位可以在看診前先彙整自己的情況。

【月經】
*初經年齡（　）歲／停經年齡（　）歲
*最近一次月經從（　）月（　）日開始，共（　）天
*月經週期為（　）天／不固定
*經血量：少／正常／多／夾雜血塊
*經痛：無／輕微／須服藥（　）天／須向公司或學校請假（　）天

【結婚、性經驗】
*結婚經歷：無／有（　）歲
*性交經驗：無／有
*懷孕經驗：無／有（順產、自然流產、人工流產）
*生產經驗：無／有（　）歲、（　）歲、（　）歲

【手術經驗】
*日期：　　　　　／手術部位：

*可能也會被問及個人檔案、過往經歷、有無另一半等其他事項。

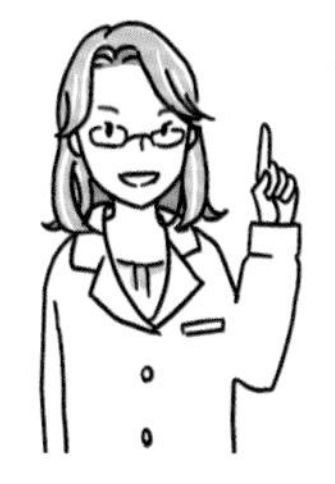

如果看醫生會緊張，忘記自己想說什麼的人，建議先筆記上述內容、自己的疑慮或需求，能一起附上基礎體溫表會更好！

因為荷爾蒙減少，才會出現亞健康症狀？

40歲開始出現的身體變化跟女性荷爾蒙大有關係

這些意想不到的症狀
或許是荷爾蒙惹的禍！？

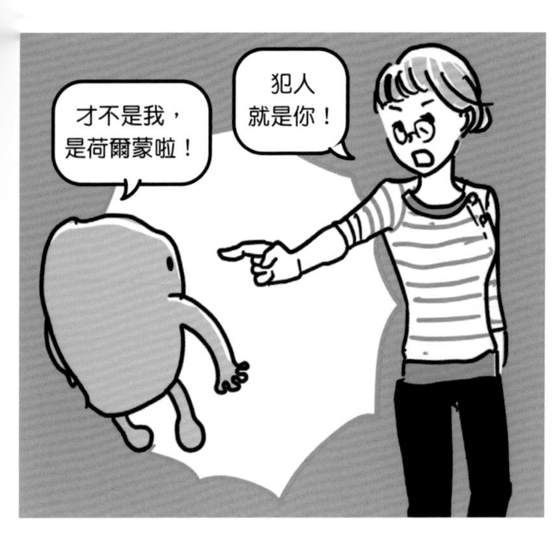

失眠、專注力變差、腰痛、肩膀僵硬……這些跟婦科疾病看似沒有關係的症狀，其實都是**女性荷爾蒙減少所帶來的「發病前不適」**（又名「亞健康症狀」，參照左圖）。總而言之，無論是誰，只要一進入更年期都會感到不適，但每個人的程度不一。可以考慮荷爾蒙補充療法（↓P134），縮短不適期間。

女性荷爾蒙變化可能會帶來的症狀

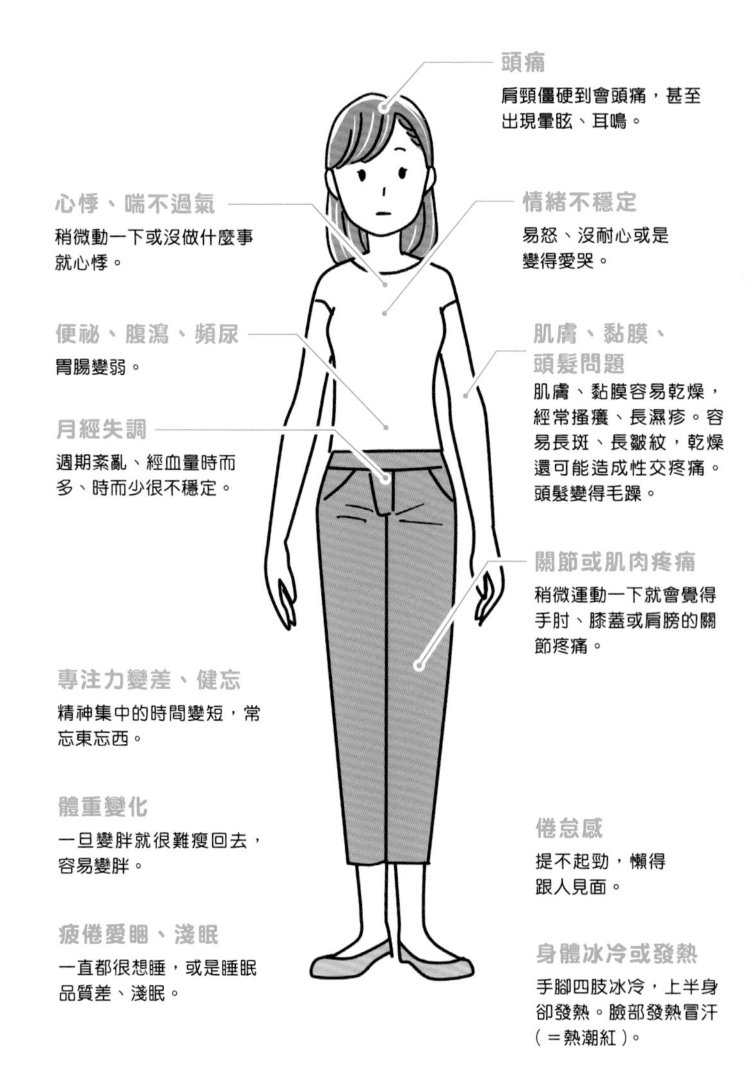

頭痛
肩頸僵硬到會頭痛，甚至出現暈眩、耳鳴。
心悸、喘不過氣
稍微動一下或沒做什麼事就心悸。
情緒不穩定
易怒、沒耐心或是變得愛哭。
便祕、腹瀉、頻尿
胃腸變弱。
肌膚、黏膜、頭髮問題
肌膚、黏膜容易乾燥，經常搔癢、長濕疹。容易長斑、長皺紋，乾燥還可能造成性交疼痛。頭髮變得毛躁。
月經失調
週期紊亂、經血量時而多、時而少很不穩定。
關節或肌肉疼痛
稍微運動一下就會覺得手肘、膝蓋或肩膀的關節疼痛。
專注力變差、健忘
精神集中的時間變短，常忘東忘西。
體重變化
一旦變胖就很難瘦回去，容易變胖。
倦怠感
提不起勁，懶得跟人見面。
疲倦愛睏、淺眠
一直都很想睡，或是睡眠品質差、淺眠。
身體冰冷或發熱
手腳四肢冰冷，上半身卻發熱。臉部發熱冒汗（＝熱潮紅）。

改善

判斷與行動 ④

邁入更年期容易罹患的疾病

外表年輕，子宮卻很誠實

我想把自己
當成30多歲，
難道不行嗎？
要真誠接納
自己的身體！

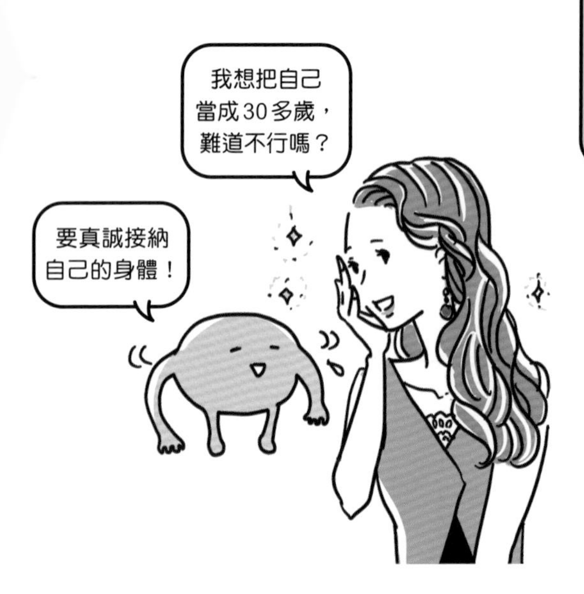

邁入更年期後荷爾蒙的影響會慢慢減少

女性荷爾蒙不只會影響月經、懷孕，還能強健骨骼血管、增加高密度膽固醇、讓肌膚及黏膜濕潤、提高記憶力等認知功能，扮演著非常重要的角色。不過，一旦女性邁入更年期，除了上一頁提到的「亞健康症狀」，還很容易罹患**左表列出的疾病**。P136開始會介紹平常能做的因應對策。

停經後要注意的疾病

如果因為更年期，就把所有的身體不適都視為理所當然，
那麼會很容易忽略疾病。
充分理解可能潛藏在體內的疾病非常重要。

婦科方面	卵巢癌／乳癌／子宮體癌／陰道癌／外陰癌／萎縮性陰道炎／子宮脫垂
心理方面	阿茲海默症／憂鬱症
心臟血管方面	心肌梗塞／狹心症／動脈硬化／高血壓／腦中風
骨骼關節方面	骨質疏鬆症／類風濕性關節炎／各類肩關節炎（四十肩、五十肩）
生活習慣病方面	高血脂／糖尿病

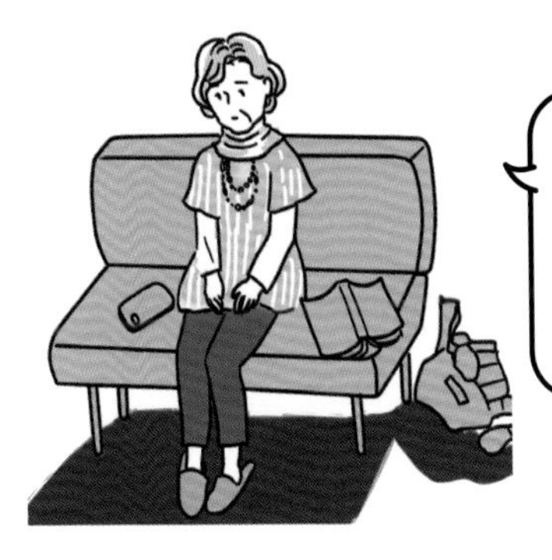

其實不只女性，這些疾病的罹患機率都會隨年紀增加，所以別認為以上是女性才會有的身體不適症狀，要對自己整個身體保有健康意識。

改善

判斷與行動⑤

找到適合自己的診所

無論處於人生的哪個階段，
婦科門診都會長久陪伴著我們

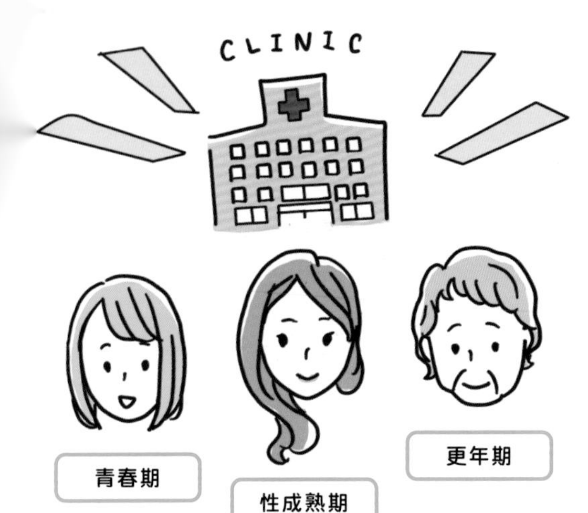

掌握自己的人生階段 挑選能處理症狀的醫院

無論是邁入初經階段前後的人，還是懷孕、受更年期不適所苦的人，其實各個年齡層、不同症狀的女性都會造訪婦科診所。只要有症狀，診所當然都會看診，但如果能**選擇適合自己、設有專科醫師的診所會更好**。各位不妨思考一下自己想請醫生檢查哪個部分，以及今後就診的模式，挑選出最適合的診所吧。

該去哪裡好？挑選醫院的訣竅

產科	婦科
診療範圍包含懷孕、生產及相關症狀和疾病。 特徵 在日本多半會結合產院（包含分娩設施、產後住宿設施等），但也有專門治療不孕的產科。產後健檢則會交由負責接生的產科。	診療範圍包含月經、白帶、卵巢及子宮相關症狀、更年期障礙、青春期的不適症狀，還有備孕、不孕症治療、避孕。 特徵 除了女性特有的疾病外，也能處理年齡增加所伴隨的尿失禁、頻尿、肩膀僵硬等症狀。

私人診所	綜合醫院
優點 診所數量多，住家附近就能找到。 缺點 多半為產科、婦科合併的婦產科，就算排斥也會遇到孕婦或寶寶。	優點 如果發現非婦產科的疾病，較好做後續安排。 缺點 患者數多，甚至不易預約。

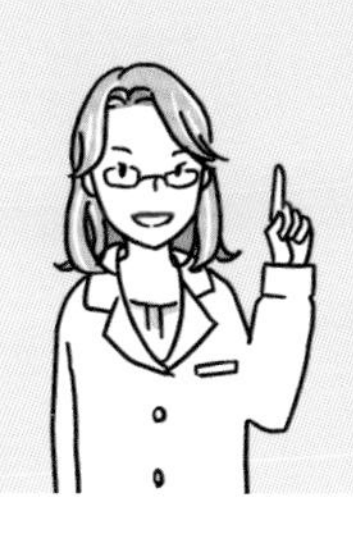

什麼是「女性整合門診」？

男女性別和社會生活上差異會帶來許多女性特有的身心問題，而「女性整合門診」就是能針對這些問題做綜合性診察的門診。在日本，女性整合門診會由女醫師看診，仔細問診後，會視需求整合其他科別進行治療。身體不舒服卻不知道該看哪一科的時候，不妨選擇女性整合門診。

治療法①

子宮、卵巢疾病與經痛治療法

這裡會針對P64起提到的疾病，列出常見的治療法。針對不同症狀會有對應的治療，詳細內容請向醫師諮詢。

子宮疾病① 子宮肌瘤

○追蹤觀察

如果肌瘤大小不超過拳頭、沒有不適症狀，且未影響到其他器官的話，則可持續觀察症狀，等待停經。

○手術

如果肌瘤很大，會透過「剖腹手術」、「子宮鏡手術」、「腹腔鏡手術」切除，並根據是否要保留子宮，選擇「肌瘤切除術」或「子宮切除術」。

○藥物治療

針對強烈疼痛會投用止痛藥，針對貧血則會投用鐵劑或中藥對症治療。荷爾蒙療法則能減少或使月經停止，肌瘤也會隨之縮小。不過，讓肌瘤縮小的治療可能會引發更年期障礙，所以多半會在手術前短暫搭配執行。

○UAE

正式全名為子宮動脈栓塞術。此手術無需剖腹，只要用導管（細管）就能注入栓塞物質。

子宮疾病② 子宮肉瘤

○手術

最常見的治療法。透過剖腹手術切除子宮、卵巢、淋巴結，盡可能地摘除腫瘤。

○放射治療

包含了從體外照射放射線，或是直接將放射源置入子宮肉瘤內，進行體內放射治療等方法。

○化學治療

用來輔助手術或放射治療的選項，必須服用抗癌藥物或從靜脈注射藥物，有時也會實施荷爾蒙療法。

子宮疾病③ 子宮頸癌

○手術

0～III期會根據腫瘤的擴散情況，選擇要進行「圓錐形切除術」、「單純性子宮切除述」、「全子宮切除術」。如果是非常初期階段，甚至能直接用雷射電燒殺死癌細胞。

○放射治療

如果癌症嚴重浸潤，範圍極廣、難以手術時會採取的治療。高齡、體力差或是有其他併發症，手術有難度的患者也會選擇放射治療。

○化學治療

會單獨採行化療或是與放療結合，針對癌細胞已經擴散到子宮頸外，手術難度較高的III～IV期會有相當的效果。有時也會先採行化療，讓癌細胞變小再手術，或是作為手術後的追加治療。

子宮疾病④ 子宮體癌

○手術

一般會先進行剖腹手術，進行病理檢驗後，再決定術後治療方針。手術時會切除子宮、卵巢、淋巴結，盡可能地切除癌細胞組織。

○放射治療

如果術後發現癌細胞已經擴散到子宮外、手術無法切除所有癌細胞，或是復發、轉移時會採取的治療。

○化學治療

與放射治療一樣，會根據術後結果作為追加治療。

○荷爾蒙療法

針對希望懷孕的患者，會以投用黃體素，抑制癌細胞生長的方式治療，但前提必須是0～I期，且滿足幾個必要條件。

※如果是非常初期階段，甚至能經由陰道切除內膜即可。

子宮疾病⑤ 子宮內膜異位症

○手術

針對想要懷孕的患者會採取保留子宮及卵巢，僅切除病灶的「保存手術」，但只要術後月經沒停，症狀就不會消失，所以必須持續搭配藥物治療。針對症狀嚴重，不打算懷孕的患者，則會建議採取「根治手術」，將子宮、卵巢全部切除。但根治手術術後可能會出現類似更年期的症狀，這時可以選擇保留單側卵巢，抑制症狀發生。

○藥物治療

包含了使用低劑量避孕藥或黃體素製劑，讓患者暫時不能懷孕或短暫停經的「荷爾蒙療法」，以及投用止痛藥、中藥抑制疼痛的「對症治療」。

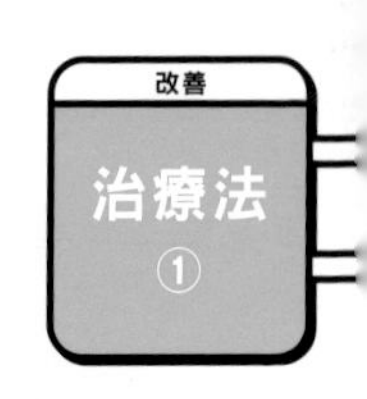

子宮疾病⑥ 子宮腺肌症

○手術

基本上會採行跟子宮內膜異位症一樣的治療。針對想要懷孕的患者進行保留子宮及卵巢的「保存手術」，對不打算懷孕的患者則會以「根治手術」摘除子宮。根治手術術後可能會出現類似更年期的症狀，這時可以選擇至少保留單側卵巢，抑制症狀發生。

○藥物治療

包含了使用低劑量避孕藥或黃體素製劑，讓患者暫時不能懷孕或短暫停經的「荷爾蒙療法」，以及投用止痛藥、中藥抑制疼痛的「對症治療」。

子宮疾病⑦ 子宮頸息肉

○追蹤觀察

若息肉不大且沒有症狀的話，會持續追蹤觀察。

○手術

如果息肉已經比紅豆大，且反覆不正常出血時，就要手術用鉗子夾取並扭斷息肉。疼痛和出血輕微，基本上門診手術即可。孕期發現息肉雖然也能切除，但考量較容易出血，所以會根據息肉大小，評估是否需切除。息肉就算切除也很容易再長出來，因此每年須定期回診檢查。

子宮疾病⑧ 子宮頸炎／子宮內膜炎

○抗生素

採樣部分白帶進行培養，找出造成發炎的菌種，並搭配適合的抗生素予以治療。治療期間要保持清潔，穿著透氣佳的內褲避免悶熱，也要避免性行為。一旦沒有根治就很容易演變成生活習慣病，所以切勿自己當醫生，停止治療。

子宮疾病⑨ 性病（STD）

無論罹患哪種性病，最重要的絕對是與伴侶一起接受治療。性病容易復發、慢性化，所以務必遵守醫師指示。

○抗生素

「生殖器披衣菌感染」、「陰道念珠菌感染」、「淋病」、「陰道滴蟲」、「梅毒」

○抗病毒藥物

「生殖器疱疹」

○併用多種藥物

「愛滋病（HIV）」

子宮疾病⑩ 子宮脫垂

○追蹤觀察

無症狀的話不用特別治療。透過縮緊陰道的動作鍛鍊骨盆底肌，則能改善暫時性的子宮脫垂。

○ 使用子宮托（Pessary）

放入子宮托，從下方撐起子宮，可從事性行為，但須定期回診檢查。

○ 手術

摘除子宮並針對陰道進行塑形修復，也可以保留子宮，重新拉緊韌帶或肌肉，部分手術術後仍可懷孕、生產。

月經① 月經困難症

○止痛藥

經痛是由前列腺素引起，所以會服用能抑制前列腺素生成的藥物。不要等到痛才服用，趁還沒有很痛時服用效果會比較好。每次月經都必須靠止痛藥才能撐過的話，就要懷疑是否罹患子宮內膜異位症。

○低劑量避孕藥

抑制排卵、減少經血或停止月經的治療法。此方法能完全杜絕嚴重經痛，當重要活動或工作會跟月經撞期時，也可以考慮服用低劑量避孕藥。

月經② 經前症候群（PMS）

○療養

有時患者並不會察覺自己的身心狀態隨月經週期出現不適，這時要先養成測量基礎體溫的習慣，確認身心不適是否跟月經週期重疊，充分掌握情況。甚至有些女性得知原來自己是罹患經前症候群後，症狀就隨之緩解。有症狀期間不妨調整一下行程安排，讓自己能夠休養。

○低劑量避孕藥等

使用抑制排卵的低劑量避孕藥。若情緒上出現強烈症狀，則可搭配抗憂鬱劑、鎮定劑，疼痛症狀則可搭配止痛藥一起服用。

○中藥

服用加味逍遙散、桃核承氣湯、防已黃耆湯、桂枝茯苓丸、當歸芍藥散、五苓散等。

月經③ 月經過多

月經過多

○低劑量避孕藥或中藥

選擇減少經血或停止月經的荷爾蒙療法，或是透過中藥調理荷爾蒙。

○手術

如果是因為子宮肌瘤、子宮腺肌症所致，則可考慮動手術。

無月經「原發性無月經症」

○ 過了18歲還沒初經的話，就要進行手術或投用排卵誘發劑。

無月經「次發性無月經症」

○ 若是因為壓力、生活環境改變所引起，就要思考如何改善。如果是因為雌激素分泌不足，則可選擇女性荷爾蒙補充療法，或透過中藥調理荷爾蒙。

卵巢疾病① 卵巢囊腫

○追蹤觀察

前提是良性且腫瘤不大。

○手術

懷疑是惡性腫瘤，或大小已超過5～6㎝時會選擇手術。針對今後有懷孕計畫的患者會進行只取出囊腫的「卵巢囊腫切除手術」。若囊腫較大或已經沾黏其他器官，就必須改以「附屬器官手術」，將卵巢連同輸卵管一併摘除。卵巢有兩個，即便摘除一個也還能懷孕。即便罹患卵巢囊腫，還是能告知醫師自己的年齡與懷孕意願，經充分討論後再決定怎麼做。

卵巢疾病② 巧克力囊腫

○手術
若是採取只切除巧克力囊腫的「腹腔鏡巧囊切除手術」，那麼未來還是有機會自然懷孕。如果已經沒打算懷孕，則可考慮「子宮附屬器官切除手術」，將子宮、卵巢、輸卵管全部切除，以避免復發。

○藥物治療
方法與子宮內膜異位症相同，會投用抑制疼痛的藥物，抑制內膜異位症加劇的低劑量避孕藥，或是搭配黃體素製劑進行治療。除非摘除全部卵巢，或是等到停經才能改善症狀，所以必須定期回診檢查。

卵巢疾病③ 卵巢癌

○手術
一般來說會先手術切除腫瘤，診斷出癌症類型、期別後，再決定治療方針。主要會切除左右兩側卵巢、子宮、腹腔大網膜（Greater omentum；覆蓋腹腔的脂肪組織）、淋巴結，如果發現擴散到其他器官，也會盡可能地予以切除。針對打算懷孕的患者，要是情況允許，則會切除有腫瘤的卵巢，保留另一側卵巢及子宮。

○化學治療
使用抗腫瘤藥物治療。能在手術前讓腫瘤變小，或是針對手術未能切除乾淨的腫瘤作治療。若癌症已經擴散或沾黏嚴重，則會反覆進行手術和化學治療來處置。

卵巢疾病④ 多囊性卵巢症候群

○飲食減量及運動治療
若BMI超過25，會先進行飲食減量及運動治療來減輕體重。

○排卵誘發劑／低劑量避孕藥
針對打算懷孕的患者會投用排卵誘發劑，卻可能提高多胎妊娠的機率。針對沒打算懷孕的患者會投用低劑量避孕藥，讓出血週期規律，同時改善長痘痘、多毛問題，甚至預防子宮體癌。

○腹腔鏡手術
在卵巢打數個孔洞，促進排卵。但這並非根治手術，據說效果只能維持一年左右。

※有時也必須搭配治療糖尿病。

改善

治療法 ②

了解「低劑量避孕藥」、「荷爾蒙補充療法」、「中藥」

調理荷爾蒙的3類藥物

婦科相關不適與女性荷爾蒙有著切不斷的關係，我們會以「低劑量避孕藥」、「荷爾蒙補充療法」、「中藥」這3類藥物，來解決荷爾蒙紊亂的問題。**低劑量避孕藥能抑制荷爾蒙分泌過量，荷爾蒙補充療法則如同其名，能用來補充荷爾蒙**。另外，中藥既可抑制，也可用來增加荷爾蒙。各位不妨充分了解每類藥物的副作用，好好活用吧！

女性荷爾蒙藥劑
能讓身心變得更健康

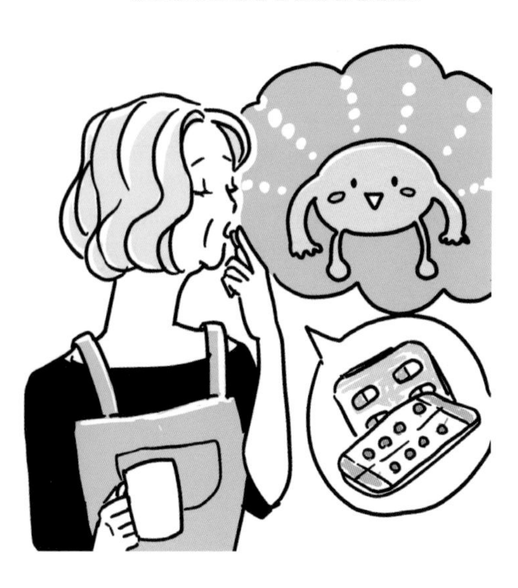

女性荷爾蒙藥劑的投用期間

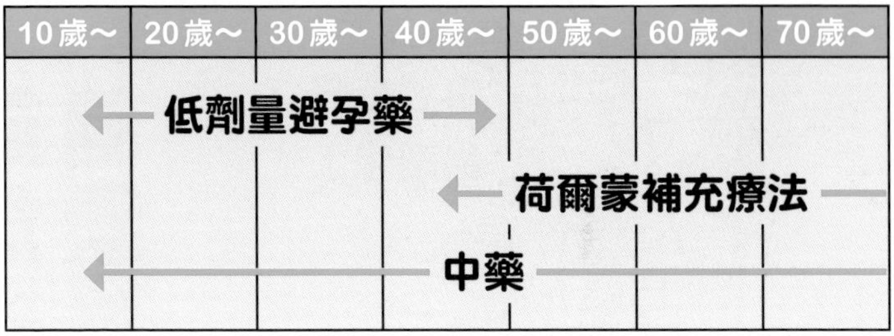

10歲～	20歲～	30歲～	40歲～	50歲～	60歲～	70歲～

←低劑量避孕藥→

←荷爾蒙補充療法—

←中藥—

低劑量口服避孕藥（OC）

特徵：能讓會隨月經週期起變化的雌激素、黃體素分泌更加穩定。此藥物能抑制排卵，讓荷爾蒙維持平衡，所以被稱為避孕藥。但其實也能用來治療月經困難症、經前症候群（PMS），甚至讓身體處於近似停經狀態，藉此治療子宮肌瘤和子宮內膜異位症。

副作用：少於一成的患者會出現噁心想吐、不正常出血、頭痛等副作用。有些人甚至會罹患深靜脈栓塞（經濟艙症候群），須特別留意。

荷爾蒙補充療法

特徵：更年期、過度減肥、壓力等因素導致雌激素分泌減少時，可以透過口服藥、使用貼布或藥膏的方式來補充荷爾蒙，又名為HRT。還能預防更年期常見的動脈硬化、骨質疏鬆症、阿茲海默症、尿失禁等。

副作用：可能會出現不正常出血、乳房腫脹、白帶、下腹痛等症狀。患有嚴重肝臟疾病、曾經或正罹患乳癌、深層靜脈栓塞者不可使用此療法。

中藥

特徵：從人體是由「氣、血、水」所構成的觀點出發，調理三者的平衡。中藥取是由植物等天然物質製成，雖然效果不顯著，但副作用也較少。各位可在藥局直接購買成藥，但建議初期要去中醫診所讓中醫看過。當歸芍藥散、桃核承氣湯、桂枝茯苓丸、溫經湯、加味逍遙散、六味地黃丸都是相當常用的方劑，還能與低劑量口服避孕藥或荷爾蒙補充療法併用。於餐間空腹服用。

副作用：體質敏感者可能會出現腹瀉、濕疹等過敏反應。

飲食結合健康維持意識即可

學會能夠因應生活習慣病的飲食方式

飲食均衡、
正確用餐習慣是基本
一湯二菜的
日式套餐
最理想！

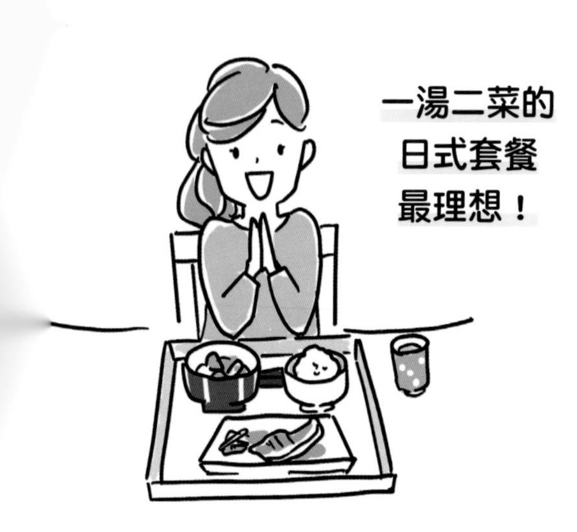

接下來會介紹進入更年期後，「減緩」荷爾蒙衰減的自我護理方法。不過，**女性荷爾蒙一定會隨年齡增長而減少，想要對抗這個自然作用的話，說不定會衍生出其他問題**。更年期不適的原因為女性荷爾蒙銳減，所以我們能做的，就是盡量減緩衰減，讓自己順利度過更年期。

女性荷爾蒙會在40～50歲開始減少，

該如何面對酒類、咖啡？

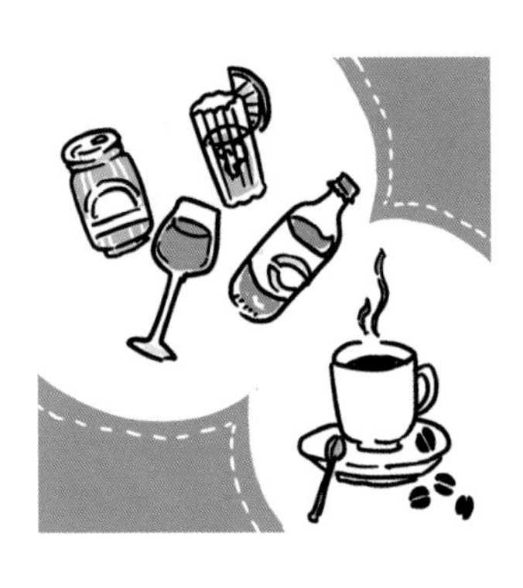

過量的時候 要靠前後餐來調節

女性邁入40～50歲後，不只經濟上更為充裕，交際應酬的場合也會變多，喝酒或是上咖啡店的機會有增加的趨勢。適量當然能夠紓壓、轉換心情，但可別忘了，如果又配上甜糕點、油膩零嘴的話，可是會容易染上生活習慣病的。千萬別說吃甜點、喝酒是另一個胃，一定要好好計算分量喔！

但這段期間對女性來說，無論工作還是生活上也會是最忙碌的，所以很容易把自己的事置於次要。然而，到了這個年紀，罹患的動脈硬化、骨質疏鬆症、肥胖、高血脂的風險也比年輕時來得高，所以會建議每天其中一餐要有魚類或大豆製品，一湯一菜的日式套餐最為理想，同時避免攝取過量的米飯、麵包、酒精等碳水化合物。由於基礎代謝率變差，導致這段期間容易變胖。不過，**只需保持平常維持健康的心態，不必太過神經質**，避免餐點只有碳水化合物就好。可不能只吃一個夾餡麵包，或是只有啤酒配下酒菜。建議搭配主菜（肉、魚、蛋類等），幫助脂肪代謝。

改善

自我護理 ②

在壓力累積前採取心理健康對策

要懂得在自己爆炸前
先將情緒釋放出來！

辛辣女子聊天室

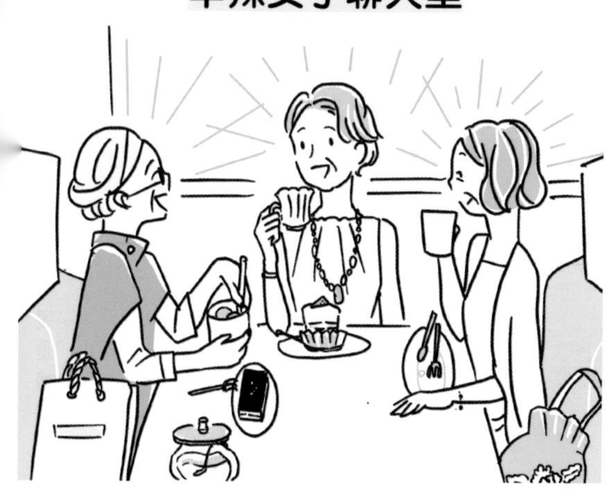

心情變化都是雌激素搞的鬼

女性一旦邁入更年期，就會出現提不起勁、專注力變差、不想與人見面、心浮氣躁……等過去不曾有過的心理層面煩惱。因為雌激素分泌減少，連帶腦內神經傳導物質也跟著減少，以致腦部運作變遲鈍。**這是任誰都會隨年紀增長歷經的道路**，無法避免，不妨偶爾約閨蜜出來聊聊心中煩惱，抒發一下。

心情疲累時的放鬆小方法

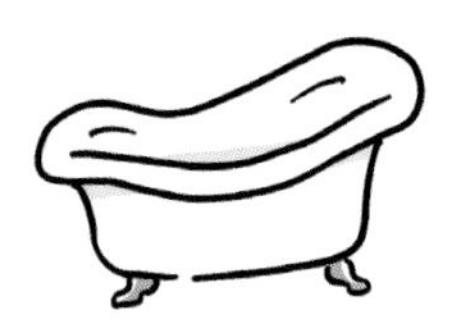

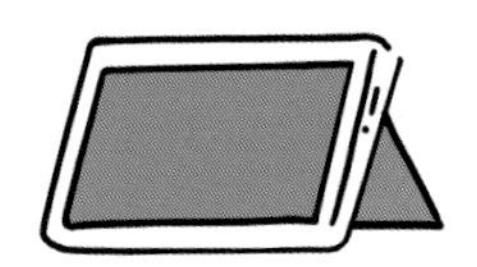

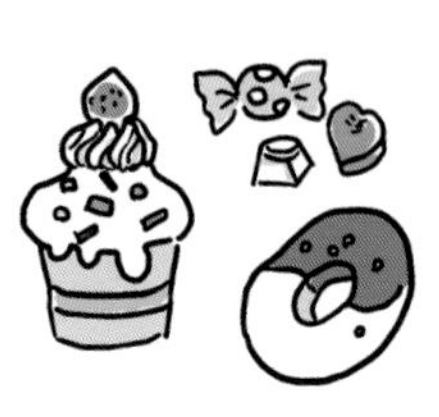

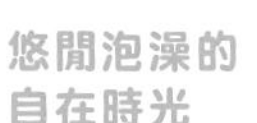

悠閒泡澡的自在時光

泡澡能促進血液循環，減緩頭痛、肩膀僵硬、失眠等症狀。如果能什麼都不想，讓自己放空的話，腦袋感覺也會像重置一樣，變得清晰無比。搭配自己喜歡的香氛，花個至少20分鐘慢慢浸泡身體，把汗逼出來會讓放鬆效果更加分。

為自己準備的興趣時光

無論到了幾歲，都要讓自己保有怦然心動的感覺。欣賞喜愛偶像的影片，讓自己興奮起來；或是聆聽喜愛的音樂，讓自己開心，這些都能讓低沉情緒變得積極，對更年期的心理健康帶來正向影響。計畫旅行也會是個很有效的方法。

用酒類甜點慰勞自己的犒賞時光

喝酒或吃甜點會讓自己覺得很幸福，是因為腦部會分泌血清素、多巴胺這類傳導物質的緣故。更年期會使腦內傳導物質的分泌變差，靠酒類、甜點來補充似乎也變得名正言順，但還是要注意不可攝取過量喔！

更年期憂鬱和真的憂鬱症並沒有明確分界線！

進入更年期後，腦內傳導物質的運作變差，所以很容易會出現情緒低落、短暫健忘、睡眠障礙等問題。當自己出現「明明不是這樣啊……」的焦慮感或浮躁情緒，就表示自己出現了「更年期憂鬱」。反觀，如果會有想死念頭、無法上班工作、無法煮飯等社會生活方面的障礙，則是罹患了「憂鬱症」。若出現上述症狀，就需接受精神科的治療。

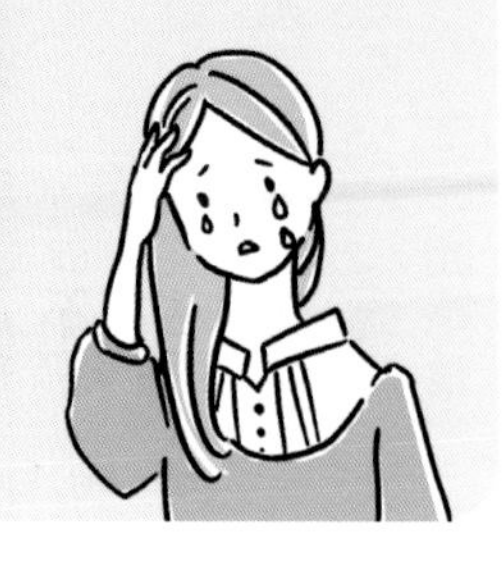

改善

自我護理③

在不勉強自己的前提下持續運動

不只能強化骨骼，還有很多好處

一旦雌激素減少，骨質密度降低，就可能罹患骨質疏鬆症。想要預防的話，除了透過飲食補充鈣質、維生素D，也能透過運動刺激骨骼。只要持續健走等有氧運動20分鐘，對於強化骨骼、維持肌力都會有幫助。**與其偶爾做些很累的運動，每天持續運動個10分鐘更好。**把運動融入生活排程中吧。

推薦的有氧運動

- ○瑜珈　○游泳　○慢跑
- ○健行　○爬山

這些也算是小運動

- ○遛狗
- ○步行去購物

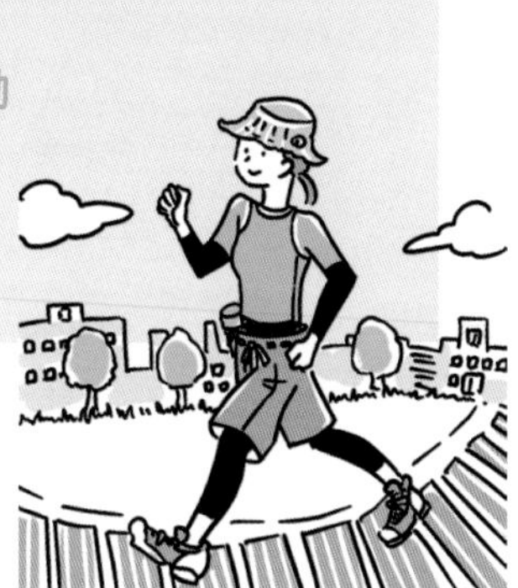

運動的好處

安眠

到了更年期容易睡眠品質差、淺眠，運動能促進血液循環，使頭腦清晰，幫助入眠。

抑制失智症

有研究結果指出，每週至少運動3次，每次30分鐘以上將有助預防認知功能衰退，建議盡量每天做些能讓自己稍微流汗的運動。

抑制肥胖

年齡增長使基礎代謝量減少，人也變得容易肥胖。體重增加會使罹患糖尿病、動脈硬化、高血脂等生活習慣病的風險增加，所以可以透過運動燃燒脂肪。

吸菸百害無一利！找些其他的心情轉換方法吧～

一旦開始吸菸就很難戒掉。因為香菸的尼古丁成分會讓腦部產生滿足感，吸的次數愈多會愈上癮。然而，吸菸不僅會使血管變脆弱，罹患骨質疏鬆症和癌症的風險也跟著增加。對於想懷孕的人來說，香菸還會影響卵巢運作，減少懷孕機會。更有報告提到香菸會增加肌膚黑斑和皺紋，建議一定要及早戒掉香菸。

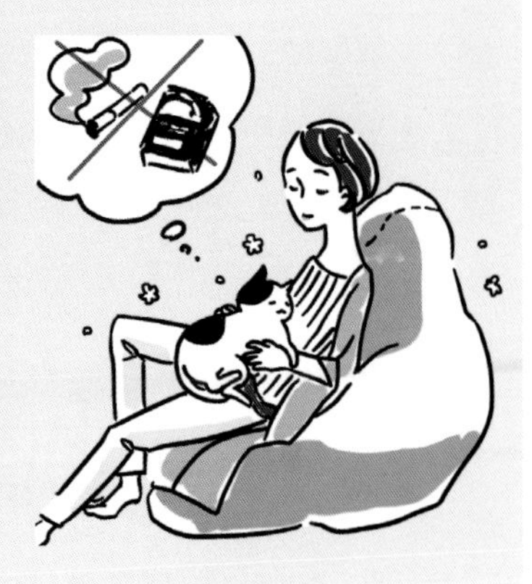

別被迷信牽著走！

4

身體不舒服＝更年期障礙
→不見得都是更年期障礙所引起

大家都知道，男性也會有身體不舒服的時候。原因很多，不過對女性來說，會身體不舒服，不見得都是因為自己這特有的體質所致。但仔細想想，有時身體不舒服真的是因為子宮或荷爾蒙造成。

請各位特別留意，這些是否真的是更年期障礙帶來的影響。邁入40歲後，女性荷爾蒙分泌會變得紊亂，不少女性會在50多歲迎來停經。雖然每個人的情況不太一樣，的確有少數女性會在30多歲就停經。當自己覺得不舒服時，切勿直接與更年期障礙劃上等號，要懷疑是否可能罹患其他疾病，因為還是有很多疾病會導致女性荷爾蒙失調。

如果確定是更年期障礙，女性荷爾蒙逐漸減少，身體不適情況變嚴重的話，可考慮「荷爾蒙補充療法」，少量逐次地為身體補充荷爾蒙。但無論如何，只要身體不舒服，就要積極就醫，別自己當醫生。

其實，還是有很多女性並不會出現更年期障礙的症狀。順帶一提，男性也是會有更年期障礙的喔。

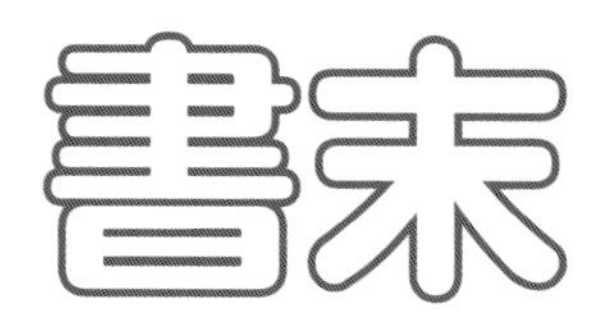

早期發現很重要

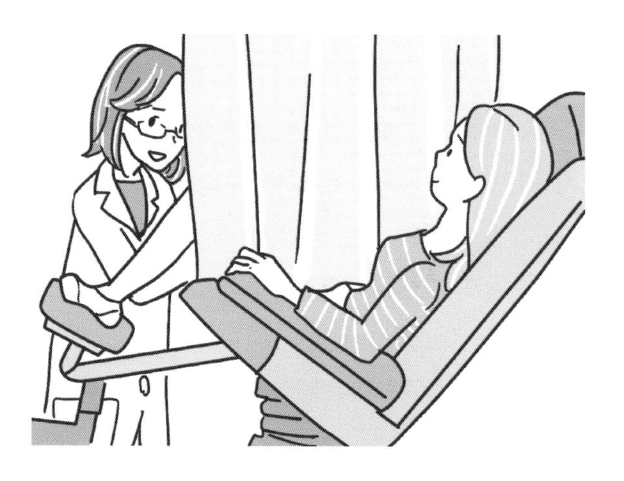

更年期不只要擔心子宮相關的疾病，
有時還會併發其他疾病。
這些疾病無法自我檢測，
所以定期接受檢查不可少，
還能一併解決妳的更年期煩惱喔！

女性專門健檢很重要

30歲起要每年健檢一次才安心

一般健檢不會針對女性特有的疾病深入檢查。**如果想要及早發現子宮頸癌、乳癌這類不太有自覺症狀的疾病，就要選擇女性專門健檢（婦科檢查）**。建議女性30歲後，每年都要安排一次健檢。女性專門健檢的項目很多，各位也可以只針對自己擔心的部分做檢查。檢查內容可從官網確認。

接受自己需要的女性檢查

婦科檢查
乳癌、子宮癌檢查
STD檢查
基本檢查
婚前檢查

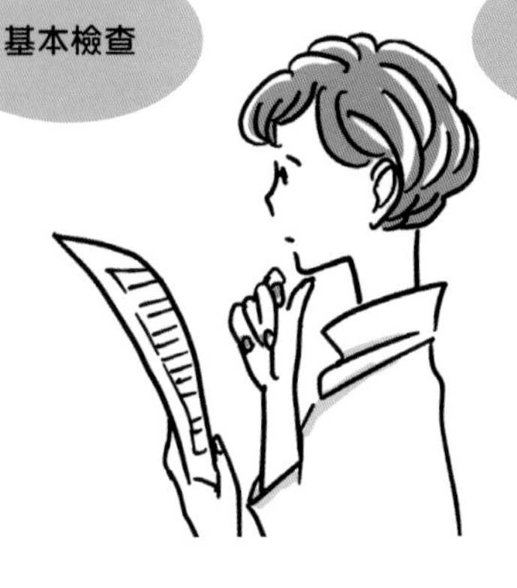

專為女性設計的檢查項目

●問診	●內診
●陰道超音波檢查	●子宮頸抹片檢查（細胞學診斷）
●乳癌檢查（觸診／乳房X光攝影檢查※乳腺外科、40歲以上／超音波檢查）	●子宮體癌檢查（細胞學診斷） ※無症狀者可不做。
●抽血檢查（甲狀腺功能、類風濕因子、荷爾蒙檢測等）	●尿液檢查
●性病（STD）檢查	●體脂肪量測
●骨質密度檢查	●壓力檢測

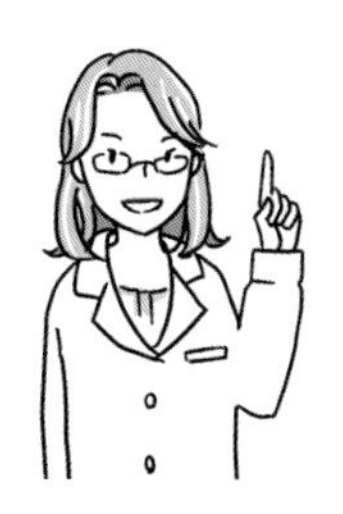

最近可見專為學生、不同年齡層女性推出的健檢套餐。檢查後沒發現任何疾病當然能稍稍安心，若發現疾病的話，就該儘速接受治療。

更年期健檢是什麼？

針對更年期之後會新增的疾病重點檢視

更年期健檢除了更年期後較容易罹患的骨質疏鬆症、高血脂、動脈硬化檢查項目，還會再加上子宮、卵巢檢查項目以及荷爾蒙檢測等。不僅能及早發現疾病，面對即將展開的樂齡生活，也是一個**重新審視自我生活的好機會**。如果太忙碌、飲食不正常、運動不足，不妨稍微放慢步調，好好慰勞自己一下。

藉此重新審視現在的自己

送自己健檢當生日禮物，讓今後活得更有活力。
40

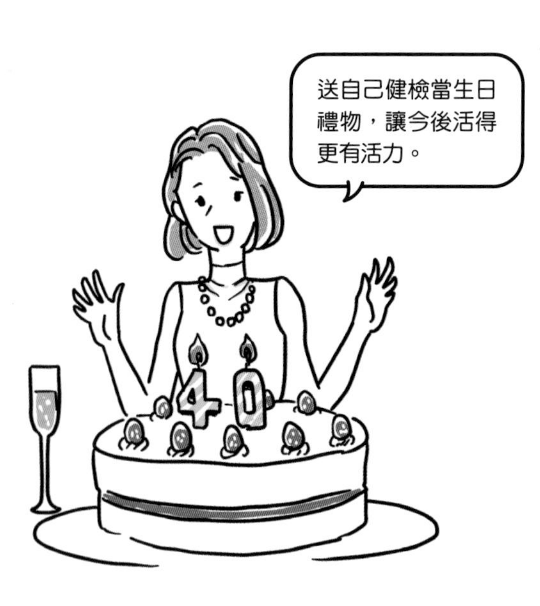

更年期自我檢測表

把最近自己有遇到的情況打勾。

Q1. 心浮氣躁、易怒。	□
Q2. 愛哭。	□
Q3. 變得健忘。	□
Q4. 注意力較難集中。	□
Q5. 提不起勁，覺得什麼事都很麻煩。	□
Q6. 睡眠品質差、淺眠。	□
Q7. 經血量變少。	□
Q8. 月經週期變短。	□
Q9. 腿部或手指容易水腫。	□
Q10. 手腳容易冰冷。	□
Q11. 喘不過氣、心悸。	□
Q12. 容易便祕或腹瀉。	□
Q13. 頭痛、暈眩、想吐。	□
Q14. 減肥但體重沒有明顯下降。	□
Q15. 頻尿。	□
Q16. 看不清楚近物。	□
Q17. 手腳關節或腰部疼痛。	□
Q18. 肌膚乾癢。	□
Q19. 黑斑、皺紋增加。	□
Q20. 口乾舌燥。	□

←診斷結果請看下頁。

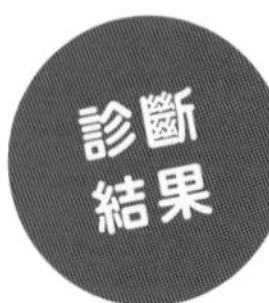

妳的更年期 積分結果是？

勾選項目	結果
勾選項目 3個以下	**●不是更年期。** 現階段並未出現女性荷爾蒙減少所帶來的症狀。可持續定期檢查，維持目前的狀態。
勾選項目 4～6個	**●有點更年期徵兆。** 稍微出現一些更年期會有的徵兆，但或許是壓力或疲累所引起。重新審視生活習慣，試著讓荷爾蒙回復正常。
勾選項目 7～13個	**●準備邁入更年期。** 已出現更年期會有的症狀。女性荷爾蒙開始減少，如果覺得症狀很不舒服，建議接受荷爾蒙補充療法或中藥調理（→P134）。
勾選項目 超過14個	**●正處於更年期。** 女性荷爾蒙衰減，已進入更年期。荷爾蒙補充療法或中藥可緩和症狀，建議向婦科診所諮詢。置之不理可能會延遲發現疾病喔。

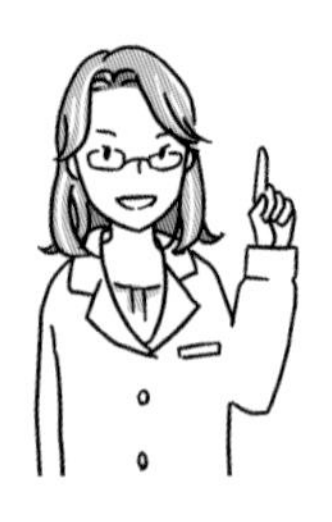

任誰都會經歷更年期。這時不妨稍微放慢步調，多花點時間傾聽自己身體發出的聲音。如果想要10年後仍健康有活力，就必須重新審視生活習慣。

需要接種子宮頸疫苗嗎？

子宮頸癌會在不知不覺間變嚴重，透過健康檢查及早發現也很重要

會罹患子宮頸癌，是因為經由性接觸感染人類乳突病毒（HPV）所致。不過，即便真的感染了，也不見得一定會癌化，大約9成的患者能讓病毒自然排出體外。然而，如果真的運氣很差，病毒一直停留在子宮的話，就很有可能演變成惡性腫瘤。

子宮頸癌好發於20～40多歲的年輕世代，日本每年大約有2900人死於子宮頸癌。如果是在懷孕期間發現罹癌，還必須從「留下胎兒」、「保住母體健康」兩個選項中做出艱難決擇。

子宮頸癌算是很特別的癌症，因為只要接種疫苗就能預防，日本也自2013年起開始執行常規接種政策，但過沒多久便停止推廣，直至今日。一般都會認為，子宮頸疫苗要必須在還沒有性經驗的10多歲前半階段施打，但其實就算有過性經驗，疫苗還是有效的。

無論是否接種子宮頸疫苗，都還是要每兩年接受一次子宮頸癌檢查。子宮頸癌無自覺症狀，病況會在不知不覺間持續發展，所以及早發現，及早治療很重要，建議45歲以前都要定期檢查。

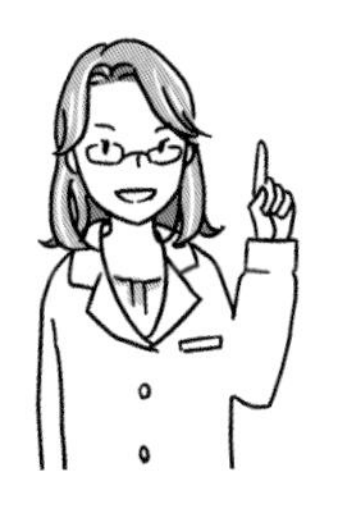

至於媒體大肆報導的副作用，從科學角度來看，已認定無需太過擔心。世界衛生組織（WHO）同樣積極推動接種子宮頸疫苗。

停經後的性愛真實情況

比起真實戀愛，
反而更熱衷「虛擬戀愛」！？

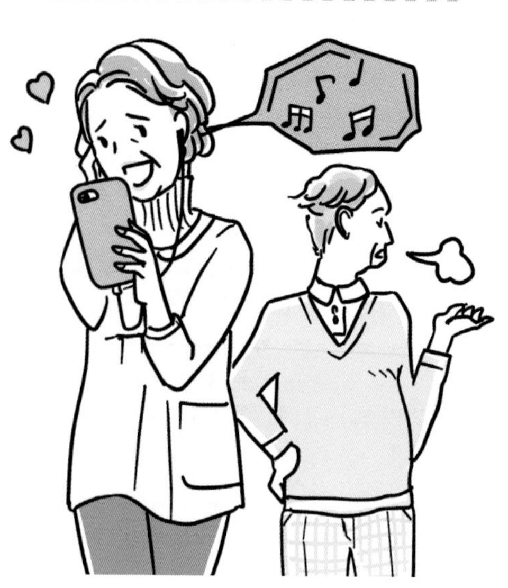

可以靠性愛之外的悸動活化腦部！

雌激素衰退帶來的各種變化中也包含了性慾低落，但其實每個人的改變程度不太一樣。有些人可能沒什麼變化，有些人可能會出現性交疼痛，或是因為月經週期停止而沒了高潮感，因此變得性趣缺缺。即便如此，**投身喜愛的事物，讓自己產生悸動還是很重要的**。如此一來才能刺激且進一步活化腦部。

更年期後的性生活Q&A

Q1。男女性慾上的變化會不一樣？

A. 男性性慾也會隨年紀增加而減少。

男性每天都能製造新的精子，不管到了幾歲都保有生殖能力，所以會讓人覺得，就算老了性慾也不會衰減，但其實男性跟女性一樣，會遇到男性荷爾蒙減少的問題。個人差異或許不同，但40歲之後的性慾、勃起能力的確會慢慢下降。

Q2。有性交疼痛的問題，該怎麼辦？

A. 乾燥時可使用潤滑劑，當然也要有心靈上的結合

性交疼痛可能是子宮內膜異位症造成沾黏、性興奮程度不足、年紀增長造成乾燥這三個原因所致。許多更年期後的女性都會出現陰道乾燥問題，這時可使用潤滑劑，並與另一半充分溝通。也推薦使用雌激素陰道乳膏。

Q3。無性生活老得快？

A. 做愛能讓自己變年輕漂亮是騙人的。

戀愛或性交能幫助女性荷爾蒙分泌是錯的。

做愛帶來的快感能讓人體釋放多巴胺等腦內傳導物質，但很可惜地是，並不能分泌女性荷爾蒙。性交的確能活化腦部，但對美容有幫助是騙人的喔。

Q4。丈夫有性功能勃起障礙，該怎麼辦？

A. 這是男性的更年期障礙，可以治療。

男性跟女性一樣都會遇到更年期，男性的荷爾蒙從40歲開始就會慢慢減少，導致男性功能衰退。這時可以選擇男性荷爾蒙補充療法，透過注射或塗抹藥物治療。另外，代謝症候群患者容易出現性功能勃起障礙，如有症狀應前往就診。

關於更年期的無性生活

性愛是兩人個的事
可以找出適合各個年齡階段的性愛模式

不管是男性或女性，40歲之後性慾逐漸衰退是很正常的。不過，日本男性雜誌卻一直推崇「不管到了幾歲都能做才是好男人象徵」的風潮，但仔細想想……真的非做不可嗎？這樣的性愛，可能變成只為了凸顯自己老了也很威猛，虛張聲勢的性愛。

與另一半的溝通方式隨年紀而改變其實再自然不過。妳想和另一半做些什麼事？比起透過性愛得到快感，彼此對話溝通、擁有相同興趣、分享各種事物或許更為重要。所以，各位根本不必有再老都要做愛的念頭。

女性雜誌也跟男性雜誌一樣，常常撰寫一些「做愛能讓自己變漂亮」特集，彷彿做愛就能讓自己變美、凍齡，但這也是錯的。各位不需要強迫自己做愛或談戀愛。

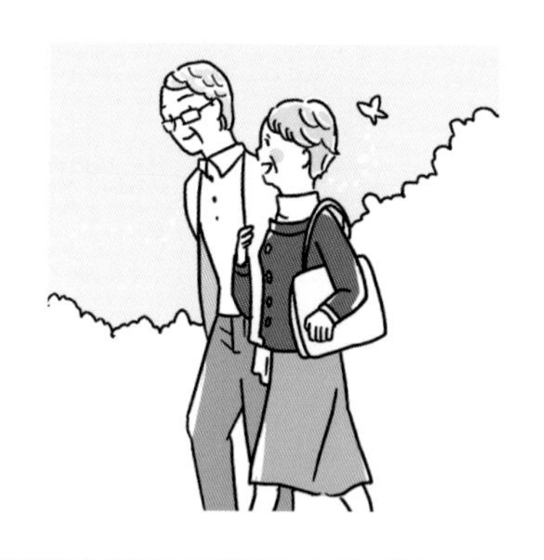

測量基礎體溫，重新檢視自己的子宮

基礎體溫是掌握自己身體的方式之一。
不僅能確認身體狀態，
基礎體溫表還有助醫師順利作出診斷。
基礎體溫的溫差變異極小，
最好是在一早起床時立刻測量。
建議將體溫計擺放床邊，
養成一早量體溫的習慣。

如何測量基礎體溫？

基礎體溫是指人類靜態時的體溫，通常會在早晨醒來還沒下床時測量，這時會將可顯示小數點下兩位數的「婦女基礎體溫計」含在舌頭下方，測量結果。

把結果填入表格後，就能看出高溫期與低溫期。接著就能依圖形判斷自己屬於哪種類型。

不只是正在備孕的女性，就連生理不順、荷爾蒙失調的人最好都要記錄基礎體溫。前往婦科看診時記得帶上基礎體溫表，這會成為非常重要的資料喔。

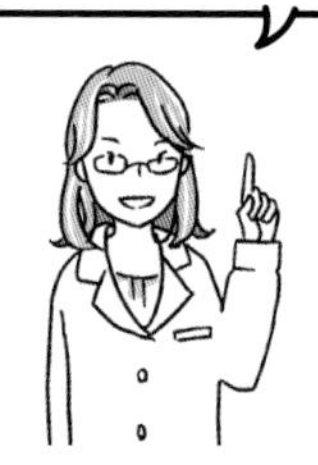

從基礎體溫看出4種身體狀態

○正常的基礎體溫

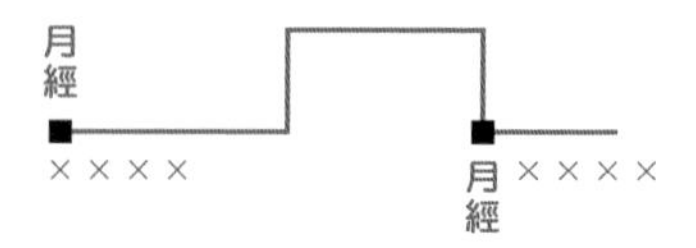

經過2週的低溫期後，會接著進入2週的高溫期，以此不斷循環。

○懷孕時的基礎體溫

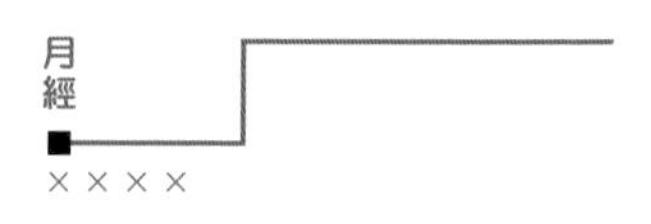

高溫期會持續3週以上，後續體溫也不會下降。

○無排卵性月經的基礎體溫

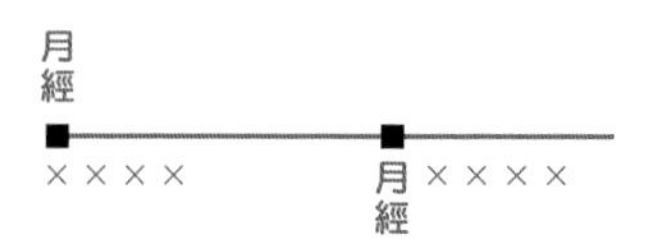

低溫期持續。就算月經來了，也很有可能是無排卵性月經。

○黃體功能不足的基礎體溫

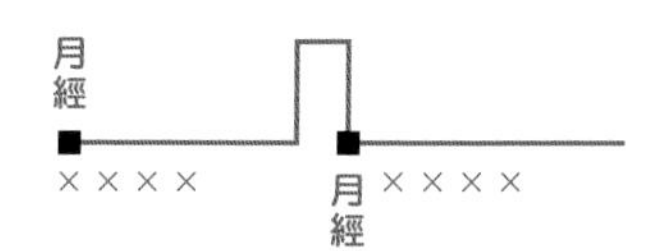

如果理當維持2週的高溫期變得不足10天，就很有可能是黃體功能不足。

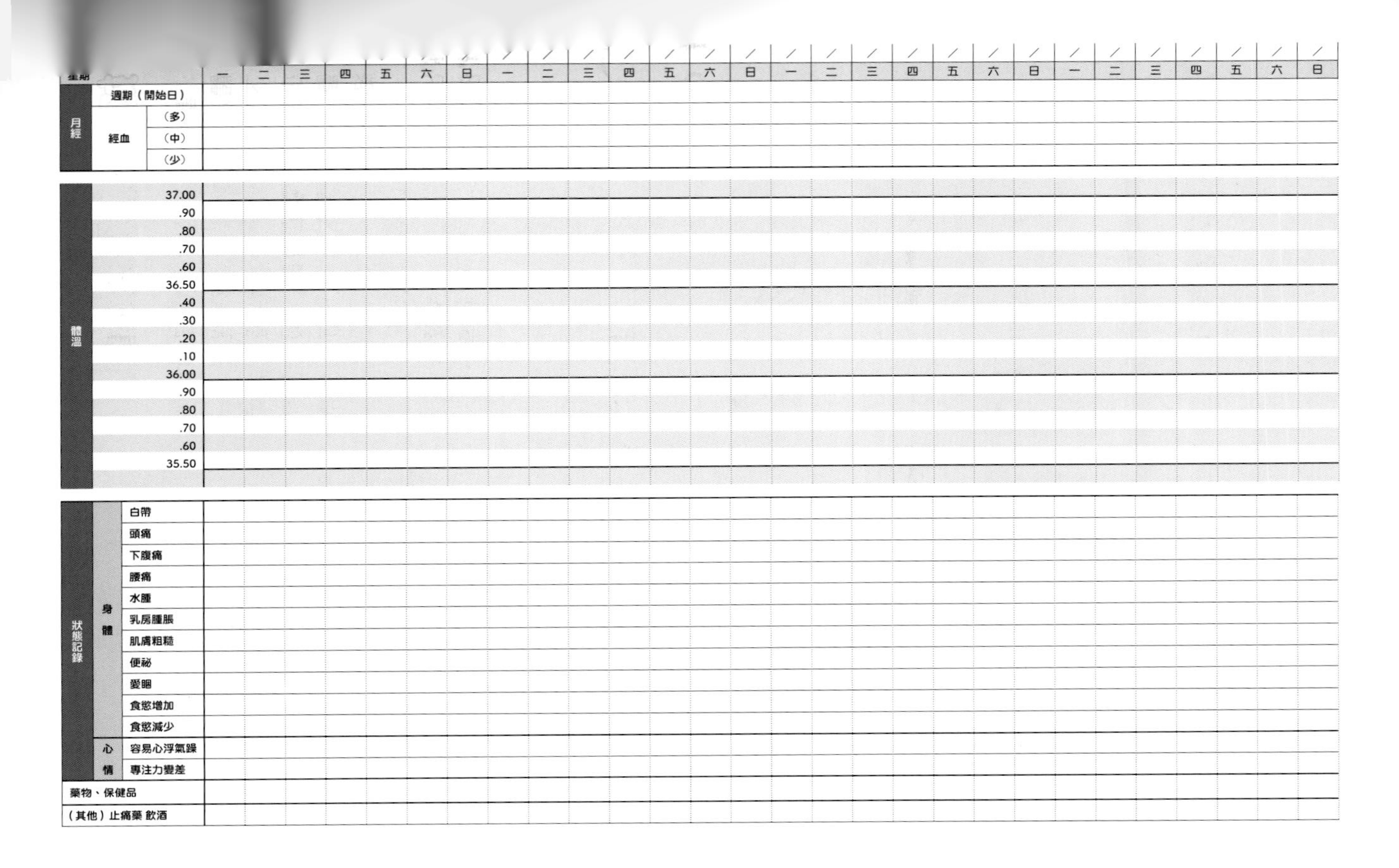

星期			一	二	三	四	五	六	日	一	二	三	四	五	六	日	一	二	三	四	五	六	日	一	二	三	四	五	六	日
			/	/	/	/	/	/	/	/	/	/	/	/	/	/	/	/	/	/	/	/	/	/	/	/	/	/	/	/
月經	週期（開始日）																													
	經血	（多）																												
		（中）																												
		（少）																												
體溫		37.00																												
		.90																												
		.80																												
		.70																												
		.60																												
		36.50																												
		.40																												
		.30																												
		.20																												
		.10																												
		36.00																												
		.90																												
		.80																												
		.70																												
		.60																												
		35.50																												
狀態記錄	身體	白帶																												
		頭痛																												
		下腹痛																												
		腰痛																												
		水腫																												
		乳房腫脹																												
		肌膚粗糙																												
		便祕																												
		愛睏																												
		食慾增加																												
		食慾減少																												
	心情	容易心浮氣躁																												
		專注力變差																												
藥物、保健品																														
（其他）止痛藥 飲酒																														

子宮的聲音是錯覺？

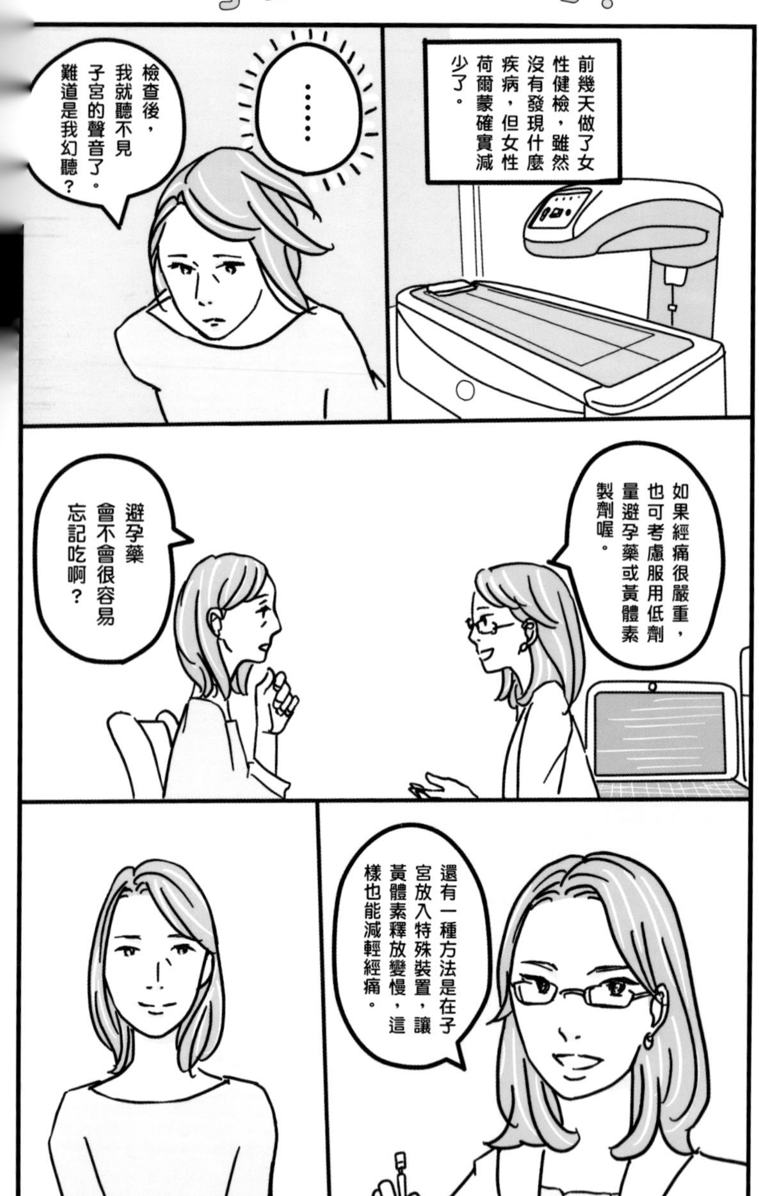
前幾天做了女性健檢，雖然沒有發現什麼疾病，但女性荷爾蒙確實減少了。
……
檢查後，我就聽不見子宮的聲音了。難道是我幻聽？
如果經痛很嚴重，也可考慮服用低劑量避孕藥或黃體素製劑喔。
避孕藥會不會很容易忘記吃啊？
還有一種方法是在子宮放入特殊裝置，讓黃體素釋放變慢，這樣也能減輕經痛。

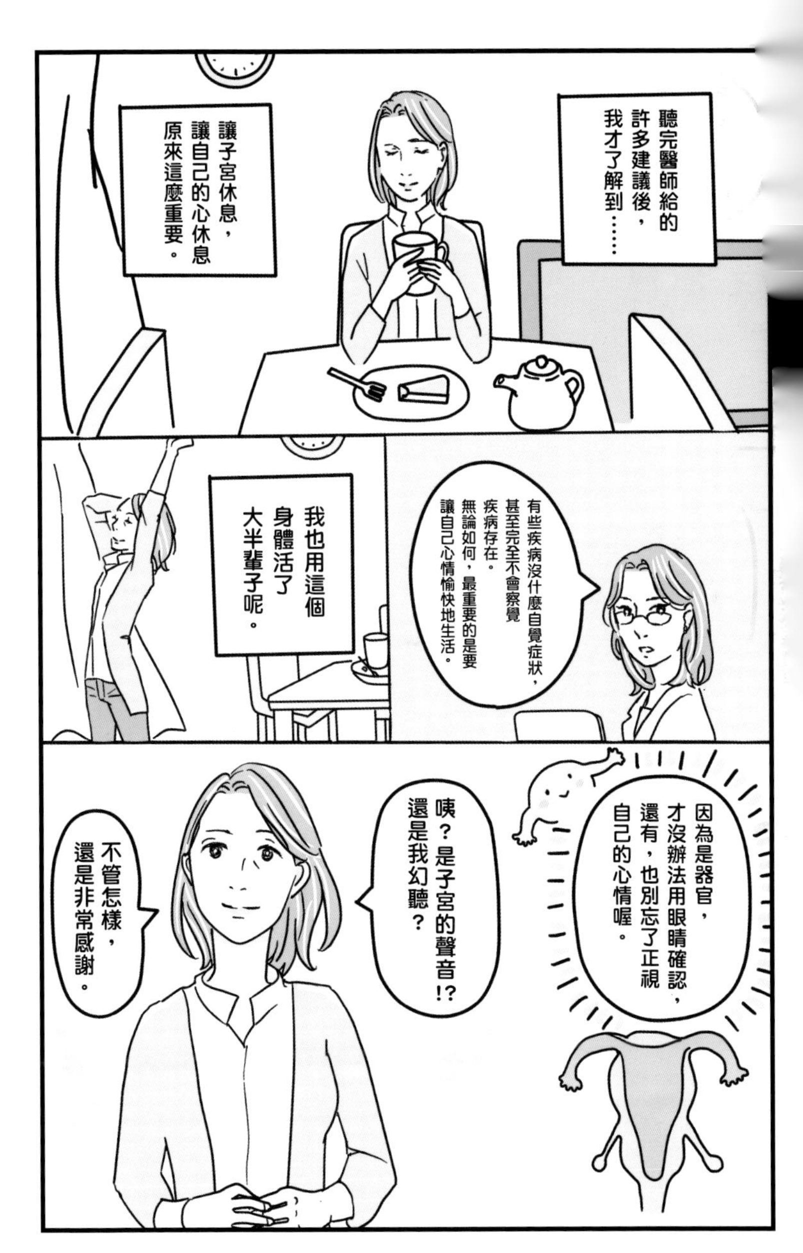
聽完醫師給的許多建議後，我才了解到……
讓子宮休息，讓自己的心休息原來這麼重要。
有些疾病沒什麼自覺症狀，甚至完全不會察覺疾病存在。無論如何，最重要的是要讓自己心情愉快地生活。
我也用這個身體活了大半輩子呢。
因為是器官，才沒辦法用眼睛確認，還有，也別忘了正視自己的心情喔。
咦？是子宮的聲音!?還是我幻聽？
不管怎樣，還是非常感謝。

與子宮、卵巢建立起良好的相處模式

子宮與卵巢各自有著無人能取代的功能。子宮能孕育寶寶，讓寶寶就算到了外面的世界也能順利活下來。卵巢則能提供用來懷孕的卵子及分泌女性荷爾蒙。這些功能都是其他器官辦不到的，非常重要。

不過，一樣米養百樣人，每個人的人生階段也會改變，各位並不需要讓子宮、卵巢隨時處於完全運作的狀態。對於這個月想要懷上寶寶的人來說，的確要能夠排卵，並讓子宮內膜做好準備，使受精卵順利著床，但是對於沒有要懷孕的人來說，其實就能選擇切換成「節能」模式，暫停排卵，讓子宮內膜變薄。另外，要釋放卵子的確需要卵巢，但如果只需要女性荷

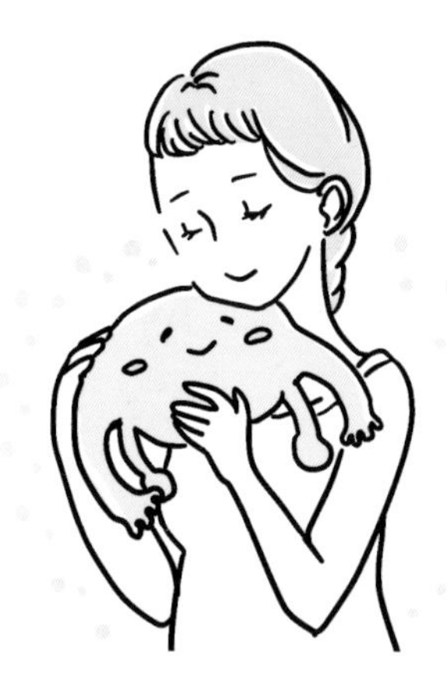

爾蒙，其實也能改由體外投入。

子宮和卵巢位於身體當中，我們無法用肉眼看見，所以會被視為非常神聖的器官。但子宮和卵巢沒有大腦，並不會思考，也沒有住著財運之神。萬一子宮與卵巢的作用或存在已經會帶來負面影響（月經週期伴隨的不適或腫瘤等）時，就必須站在整體健康思考，學會放手，不執著非得要擁有這些器官也是很重要的。

真心期待讀者們能透過本書，了解子宮、卵巢、荷爾蒙扮演的角色，並對女性特有疾病有更深入的認知。也希望各位參考書中內容，學會與子宮、卵巢建立起良好的相處模式，讓自己擁有健康且愉快的生活。

宋美玄

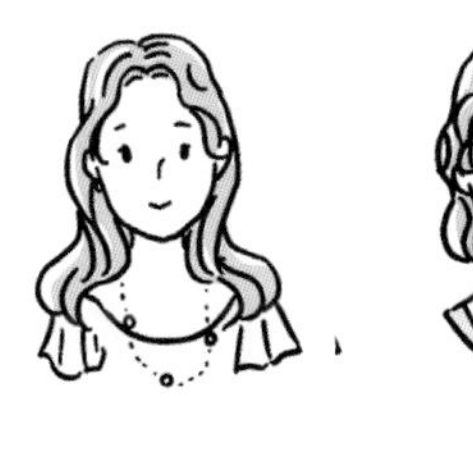

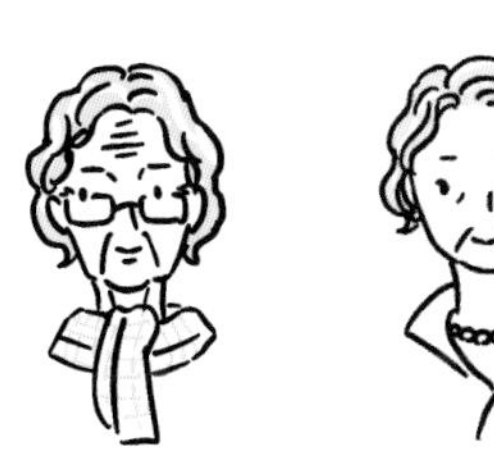

〔監修〕宋 美玄

婦產專科醫師、醫學博士、FMF認證合格超音波醫師。丸之內之森女性專科診所院長。從事周產期醫療、女性醫療服務的同時，也以婦產科醫師的觀點進行解決社會問題、提升健康識能等各種活動。主要著作有《知名婦產科女醫師教你如何跟女兒談「性」》、《女醫師告訴你愛要怎麼做 身心交融的美滿性愛術》（台灣東販）、《不結婚生子錯了嗎？犀利女醫的痛快真心話》、《姊姊妹妹身體使用手冊》（瑞麗美人國際媒體）等。

〔製作〕

企劃・編輯　若狭和明（スタジオポルト）、竹川有子、田口香代
設計　東京100ミリバールスタジオ
插畫　大原沙弥香

女人必懂的子宮與女性荷爾蒙正確知識

出　　版／楓葉社文化事業有限公司
地　　址／新北市板橋區信義路163巷3號10樓
郵 政 劃 撥／19907596 楓書坊文化出版社
網　　址／www.maplebook.com.tw
電　　話／02-2957-6096
傳　　真／02-2957-6435
監　　修／宋美玄
翻　　譯／蔡婷朱
責 任 編 輯／王綺
內 文 排 版／楊亞容
港 澳 經 銷／泛華發行代理有限公司
定　　價／350元
出 版 日 期／2023年5月

國家圖書館出版品預行編目資料

女人必懂的子宮與女性荷爾蒙正確知識 / 宋美玄監修；蔡婷朱譯. -- 初版. -- 新北市：楓葉社文化事業有限公司, 2023.05 面；　公分

ISBN 978-986-370-535-2（平裝）

1. 婦科 2. 婦女健康 3. 保健常識

417　　112004054